U0344354

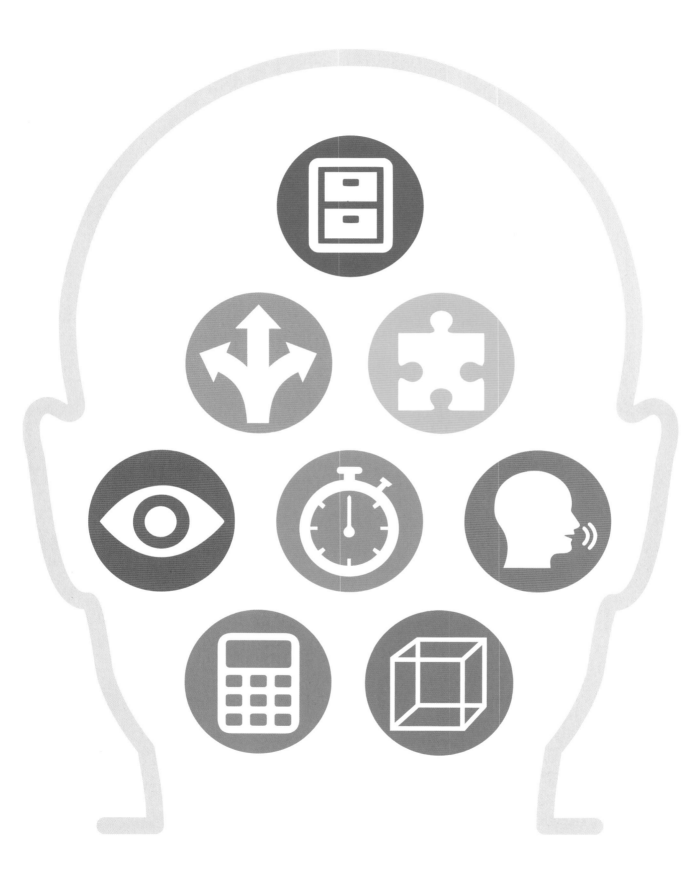

DK 大脑高效锻炼大百科

［英］丽塔·卡特 著　宁 建 译

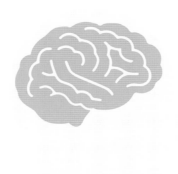

浙江教育出版社·杭州

目录

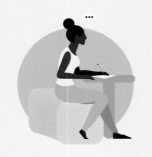

⑨ 人脑的工作原理

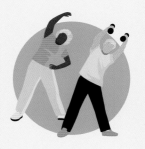

㉗ 大脑锻炼

图书在版编目（CIP）数据

DK 大脑高效锻炼大百科 /（英）丽塔·卡特
(Rita Carter) 著；宁建译 . -- 杭州：浙江教育出版社，2022.9
书名原文：The Brain Fitness Book
ISBN 978-7-5722-4295-3

Ⅰ . ① D… Ⅱ . ①丽… ②宁… Ⅲ . ①脑科学 – 普及读
物 Ⅳ . ① R338.2-49

中国版本图书馆 CIP 数据核字 (2022) 第 149363 号

引进版图书合同登记号 浙江省版权局图字：11—2022—275

DK | PENGUIN Random House

DK大脑高效锻炼大百科
DK DANAO GAOXIAO DUANLIAN DABAIKE

［英］丽塔·卡特 著
宁　建译

责任编辑：江　雷	美术编辑：韩　波
责任校对：王方家	责任印务：曹雨辰

出版发行　浙江教育出版社（杭州市天目山路 40 号）
印刷装订　广东金宣发包装科技有限公司
开　　本　889mm×1194mm　1/16
印　　张　11.75
字　　数　220 000
版　　次　2022 年 9 月第 1 版
印　　次　2022 年 9 月第 1 次印刷
标准书号　ISBN 978-7-5722-4295-3
定　　价　118.00 元

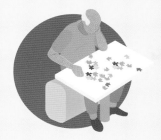

思维能力

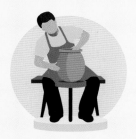

尝试新事物

如发现印、装质量问题,影响阅读,请联系调换。
联系电话:010-62513889

Original Title: The Brain Fitness Book: Activities and Puzzles to Keep Your Mind Active and Healthy
Copyright © Dorling Kindersley Limited, 2021
A Penguin Random House Company

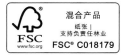

混合产品
纸张 |
支持负责任林业
FSC
www.fsc.org FSC® C018179

For the curious
www.dk.com

作者:丽塔·卡特
　　丽塔·卡特主要从事大脑相关内容的写作、广播和讲演。她是《导引思维》《探索意识》《DK 大脑全书》的作者。丽塔因其对脑科学的贡献而获得鲁汶大学的博士学位。

谜题作者:葛瑞斯·摩尔博士
　　摩尔博士是许多儿童和成人谜题书的作者。他是在线个性化大脑训练课程的创建者。他在剑桥大学获得机械学习领域的博士学位。

读者须知
　　虽然本书中的信息已经过仔细研究,但是本书的出版者和作者并不为读者个人提供健康和健身建议。因此,本书中的信息不能替代专家的建议,也不能替代与读者个人健康和健身有关的问题的正确判断和良好决策。身体活动具有潜在的危险,而在本书的内容范围内不能披露此类活动中涉及的所有风险。如果你有健康问题或医疗状况,请你一定要咨询医生或其他健康专业人士,以获取有关此类问题的具体信息。在没有事先咨询合格的医生的情况下,不要尝试自我诊断或自我治疗严重或长期的问题,如果问题持续存在,请务必寻求专业的医疗建议。如果你怀孕或服用处方药,请在更改、停止或开始使用任何医学疗法或使用任何补充剂或替代疗法之前寻求医疗专家的建议。切勿因从本书中获得的信息而忽视专家的医疗建议或延迟寻求专家建议或治疗。对于因使用或误用本书中的信息和建议而直接或间接地造成的损失、伤害或损害,出版者和作者均不承担任何责任。

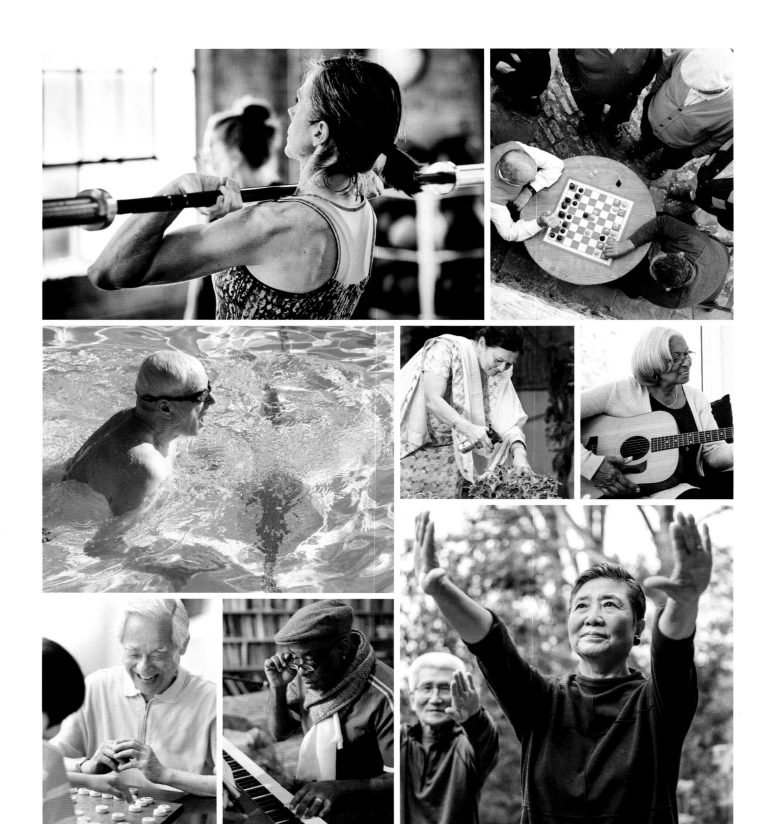

前 言

大脑是智力的基石。

你还记得童年时代阳光明媚的一天，你还能分辨茉莉花香的气味，你还能找到车钥匙在哪里，你还能阅读、烹调。这一切都依赖于你有一个运作良好的大脑。脑部产生你的所有体验，并且控制你所做的一切，所以它是你身体最重要的部分。

尽管如此，保持脑健康的重要性通常被忽视了。各种健康指南中不乏大量的关于如何保持心脏健康和肌肉健康的建议，但是你能找到多少关于保持认知能力的方法呢？好，你找到了一个：不定期地做做填字游戏可以保持认知能力，还有别的吗？

本书旨在填补这一空白。本书汇集了一些关于脑健康的最新科学研究成果，并且向你展示了如何最好地在青年时期实现脑健康，在中年保持它，在晚年不使它衰退并且有可能增强它。

首先，本书揭示了产生思想、知觉和感觉的复杂的生理过程，然后解释了如何支持并且强化这些过程，包括一些已经证明有效的大脑锻炼方法和营养建议。本书还有如何帮助预防或应对脑卒中和阿尔茨海默病等常见脑部疾病的建议。

其次，本书描述了一个功能齐全的头脑是如何在各种智力技能的共同作用下产生的，以及如何磨炼、锻炼、完善和充分利用这些智力技能。你可以测试这些智力技能，并且以此为依据来扬长避短。

最后，本书提供了一个活动目录，你可以从中选择、组合，找到一种新奇而有趣的健脑生活方式。本书还包括了实用指南，帮助你选择并开始健康的活动。

丽塔·卡特

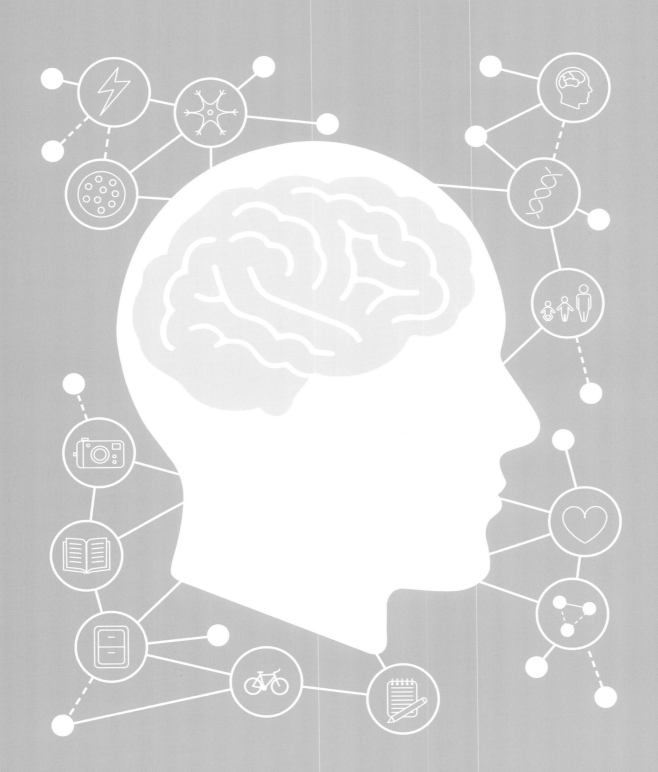

人脑的工作原理

人脑的各个部分

人脑由数百个模块构成，每个模块的作用略有不同，它们共同产生了你认为是自己的心智的一切，包括你的感知、记忆、判断和想法，它们还指挥着你身体的无数生理过程。

人脑的三层结构

人脑由三个主要层次构成：最低层是脑干，负责基本的生命功能；脑干上方是边缘系统，它产生情绪反应；最上层是最新进化的大脑，大脑的外层被称为"皮质"，它产生有意识的思想、知觉和判断等智力活动。

半剖视图

右上图是人脑被纵向切成两半的截面视图，显示大脑的右半球，以及下方的边缘系统和脑干的右半边。

特定脑区

虽然大脑可以分成数个脑叶，但是大脑的外层，也就是皮质，可以更精确地按照特定功能分区，而大脑结构的深层也有各种特定的功能。

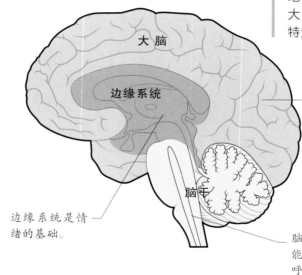

皮质是灰色皱纹组织的外层，负责处理信息，以产生意识。

边缘系统是情绪的基础。

脑干控制自动功能，例如心跳和呼吸。

脑 叶

大脑由左右两个半球组成，每个半球被脑沟和脑回分为四个脑叶，每个脑叶负责不同类型的功能。

左半球

右图是整个人脑的左侧视图，显示了人脑的左半球的外表面，也就是左半球的皮质。

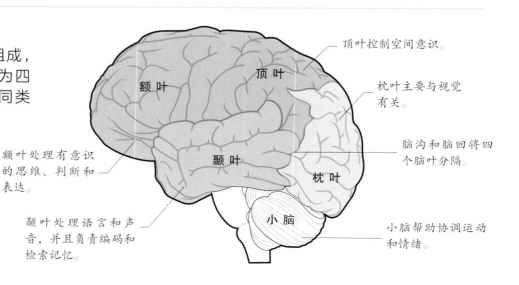

顶叶控制空间意识。

枕叶主要与视觉有关。

脑沟和脑回将四个脑叶分隔。

额叶处理有意识的思维、判断和表达。

颞叶处理语言和声音，并且负责编码和检索记忆。

小脑帮助协调运动和情绪。

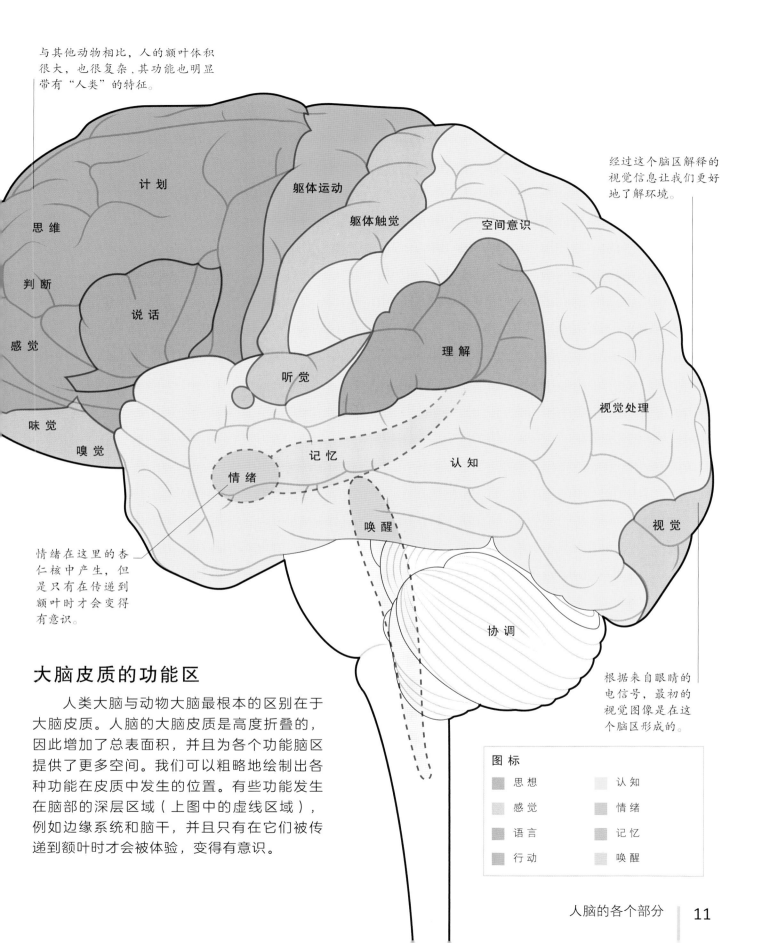

与其他动物相比，人的额叶体积很大，也很复杂，其功能也明显带有"人类"的特征。

经过这个脑区解释的视觉信息让我们更好地了解环境。

计划

思维

判断

说话

感觉

味觉

嗅觉

躯体运动

躯体触觉

空间意识

听觉

理解

记忆

认知

视觉处理

视觉

唤醒

协调

情绪

情绪在这里的杏仁核中产生，但是只有在传递到额叶时才会变得有意识。

大脑皮质的功能区

人类大脑与动物大脑最根本的区别在于大脑皮质。人脑的大脑皮质是高度折叠的，因此增加了总表面积，并且为各个功能脑区提供了更多空间。我们可以粗略地绘制出各种功能在皮质中发生的位置。有些功能发生在脑部的深层区域（上图中的虚线区域），例如边缘系统和脑干，并且只有在它们被传递到额叶时才会被体验，变得有意识。

根据来自眼睛的电信号，最初的视觉图像是在这个脑区形成的。

图标

■	思想	■	认知
■	感觉	■	情绪
■	语言	■	记忆
■	行动	■	唤醒

活跃的脑部

为了保持脑健康，你需要保养它，使它的各个部分，以及连接各个部分的信号通路，都处于良好的工作状态。

给脑部提供能量

密集的动脉网将血液输送到脑细胞，为它们提供运作所需的氧气和葡萄糖。由于脑部不能储存葡萄糖，因此它需要持续的葡萄糖供应。在没有氧气的情况下，脑部只能维持几分钟，超过这个时间就会造成无法弥补的损伤。

脑动脉

脑动脉有复杂的网状结构。如果一条动脉被阻塞，就可以通过另一条动脉供应血液。

脑脊液

脑中被称为"脑室"的空腔可以产生脑脊液。脑脊液不断在脑中循环，冲走代谢废物，避免废物堆积的状况。

脑脊液（下图中的蓝色物质）在脑和脊柱中循环。

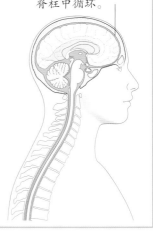

传递信号

脑中有数百亿个被称为"神经元"的细胞，它们可以传递信号。每个神经元都有一个轴突，也就是生物"导线"，可以将信号从一端快速地传递到另一端。有一种被称为"髓鞘"的组织构成脑白质，其作用是使轴突绝缘。当两个神经元频繁"交谈"时，第一个神经元的轴突会朝着另一个神经元的方向生长。生长的轴突增加了脑密度。大多数神经元之间有微小间隙，被称为"突触"。一种被称为"神经递质"的化学物质可以穿过突触，在相邻的神经元之间传输信号。

神经元

神经元的细胞体上有许多细小的突起，被称为"树突"，它们接收来自其他神经元的信号，它们还有一个长轴突来传递信号。

每个神经元都有一个被称为"轴突"的毛发状突出体，用于将信号传递出去。

① 电信号沿着神经元的轴突传递。

② 这个信号使轴突释放"神经递质"这种化学物质。

③ 神经递质锁定相邻的神经元，并且将它激活，从而实现信号在脑中的传递。

树突像树枝一样呈放射状，它们接受来自其他神经元的信号。

第二个神经元

细胞核

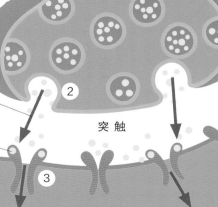

轴突

神经递质囊泡

第一个神经元

轴突被称为"髓鞘"的脂肪组织覆盖。髓鞘起绝缘作用。

细胞体

细胞核是细胞的控制中心。

信号沿着轴突传递。

轴突终末

第一个神经元将信号通过突触传递到第二个神经元上的树突。

轴突终止于球根状的轴突终末。

信号借助神经递质穿越突触。

当神经递质进入受体时，相邻的神经元就打开门，让它们进入。

来自第一个神经元的信号被传递到第二个神经元的细胞体，并且将第二个神经元激活。

第三个神经元的树突

突触

轴 突

轴突终端在被称为"突触"的微小间隙处与下一个细胞的树突相遇。电信号借助神经递质穿越突触，从轴突终末进入下一个神经元。

活跃的脑部

连接脑部的各个部分

脑部的各个部分紧密相连，因此它们可以作为一个单一的系统工作。信号穿过灰质，也就是神经细胞体，并且进出底层脑区。

据估计，脑部有860亿个神经元，它们之间有100万亿个突触连接。

脑部的线路

神经元之间的连接形成了脑部的"线路"。成束的神经细胞纤维，被称为"轴突"（见第13页），呈扇形散开，连接皮质的各个部分。轴突被脂肪组织包裹，形成"脑白质"。我们所有人的神经线路模式都相似，但是在细节上因人而异。

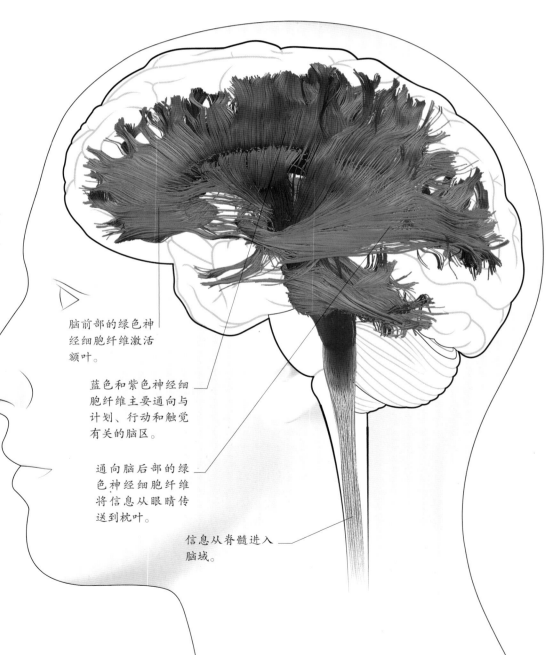

脑前部的绿色神经细胞纤维激活额叶。

蓝色和紫色神经细胞纤维主要通向与计划、行动和触觉有关的脑区。

通向脑后部的绿色神经细胞纤维将信息从眼睛传送到枕叶。

信息从脊髓进入脑域。

神经线路

有一项名为"人类连接组项目"的全球倡议使用弥散磁共振成像技术来扫描人脑的神经线路，生成的图像是脑白质的彩色图谱。

脑干

脑神经纤维束并不终止于颈部，它们直接延伸到身体里发送和接收信号。脑干是连接皮质和神经系统的其他部分的桥梁。脑干控制自动功能和注意力的许多方面。

边缘系统

攻击性、恐惧和食欲等本能欲望由边缘系统控制，有些运动、学习、记忆和高级心理活动也由边缘系统控制。神经轴突将边缘系统的所有部分连接在一起。

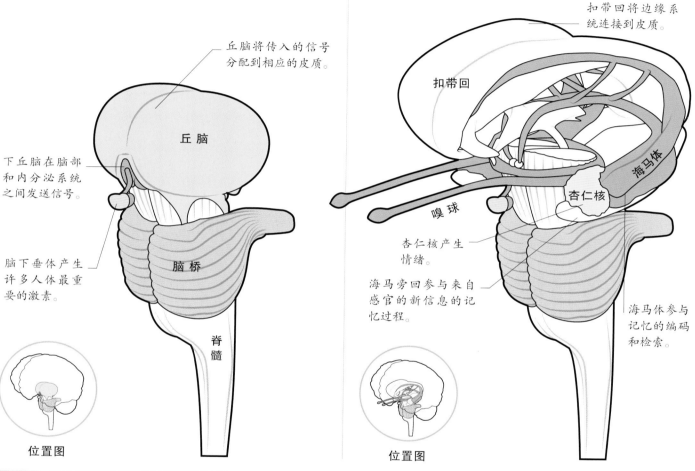

丘脑将传入的信号分配到相应的皮质。

丘脑

下丘脑在脑部和内分泌系统之间发送信号。

脑下垂体产生许多人体最重要的激素。

脑桥

脊髓

位置图

扣带回将边缘系统连接到皮质。

扣带回

海马质

嗅球

杏仁核

杏仁核产生情绪。

海马旁回参与来自感官的新信息的记忆过程。

海马体参与记忆的编码和检索。

位置图

信号层

脑的皱纹表面是皮质，主要由六层组织构成，它们有不同类型的神经元。来自脑的下部的信息向上传送到皮质，然后可能会沿着皮质横向传递，或向上或向下传递到另一层，或返回到脑的下部。这种电信号产生了我们的意识体验。

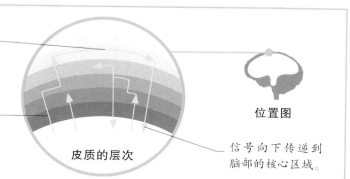

信息横向传递到另一个皮质位置。

从边缘系统向上传递的信号。

皮质的层次

位置图

信号向下传递到脑部的核心区域。

学 习

　　每一个知识，每一个事实、技能，每一张面孔，每一段曲调，每一处地点，任何你可以说你"知道"的事物，都作为一个独特的神经元电网络存储在脑中。学习就是创建新网络。

体验是由多个神经元被一起激活而产生的。体验的每个方面都是由特定脑区的活跃神经元产生的。

重复信号

　　神经元通过发送电信号进行交流（见第13页）。神经元之间的不断颤动使它们连接起来形成一个网络。如果两个神经元经常被一起激活，它们最终会形成一种永久的组合，也就是说，如果其中一个神经元被激活，另一个神经元也同样被激活。

① 看见一张红色桌子的感知是由识别颜色和形状的脑区中的神经元产生的。桌子首先被视为红色和方形的东西。

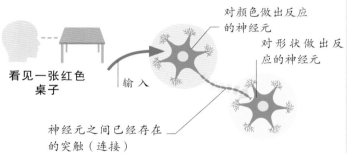

对颜色做出反应的神经元

对形状做出反应的神经元

看见一张红色桌子

输入

神经元之间已经存在的突触（连接）

② 当识别形状和颜色的神经元被激活时，我们会将物体识别为一张桌子，因此识别"桌子"的神经元也会被激活，与识别形状和颜色的神经元连接起来。

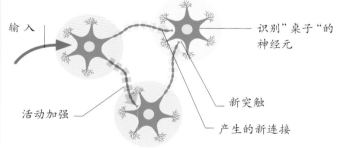

输入

识别"桌子"的神经元

新突触

活动加强

产生的新连接

③ 这三组神经元继续被一起激活，并且连接成一个网络，形成桌子的记忆。

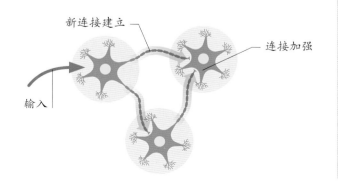

新连接建立

连接加强

输入

④ 如果我们注意到桌子在我们的右边，识别"位置"的神经元就被激活，并且与其他神经元联合起来形成"红色，正方形，桌子，在右边"的感知。

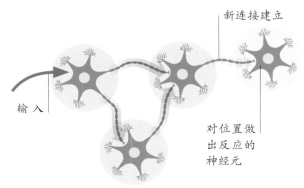

新连接建立

输入

对位置做出反应的神经元

专业知识网络

对事物的不同体验会激活不同的脑区。当被激活的脑区中的活跃神经元联合起来时，就形成了代表一项知识的网络。对特定事物有深入了解的人和具有非凡专业知识的人在相应的脑区会形成较大的密度。有一项著名的研究用脑成像技术来检查伦敦出租车司机的脑区，发现受试者们的路线寻找脑区中明显地具有较多脑组织。

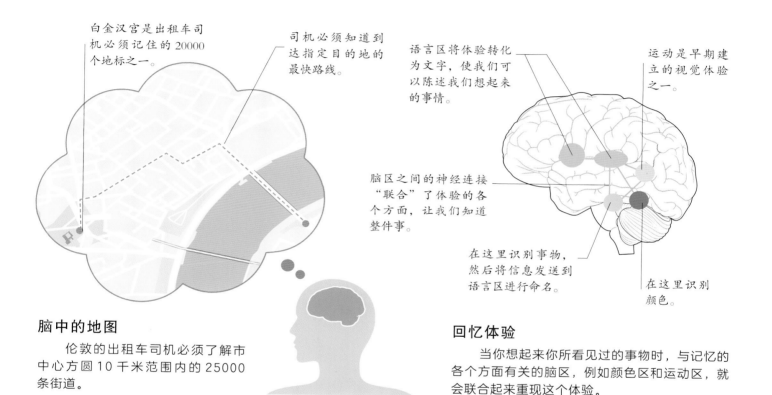

白金汉宫是出租车司机必须记住的 20000 个地标之一。

司机必须知道到达指定目的地的最快路线。

语言区将体验转化为文字，使我们可以陈述我们想起来的事情。

运动是早期建立的视觉体验之一。

脑区之间的神经连接"联合"了体验的各个方面，让我们知道整件事。

在这里识别事物，然后将信息发送到语言区进行命名。

在这里识别颜色。

脑中的地图

伦敦的出租车司机必须了解市中心方圆 10 千米范围内的 25000 条街道。

回忆体验

当你想起来你所看见过的事物时，与记忆的各个方面有关的脑区，例如颜色区和运动区，就会联合起来重现这个体验。

新神经元

在人的整个生命中，脑部一直在生成新的神经元，这一过程被称为"神经发生"。这些新神经元一旦生成，就会与旧神经元整合。神经发生被认为有助于保存知识，并且可能增强某些类型的学习能力。科学家已发现小白鼠的身体活动和精神激励会增加它们的神经产生。

神经发生

在实验室中可以刺激新神经细胞的生成。右图的显微照片显示了新生神经细胞在某个阶段可以分化为神经元和支持细胞。

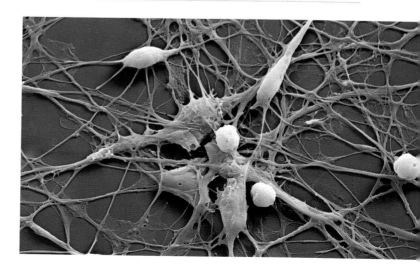

记 忆

我们的许多日常体验经过我们的大脑后，并不被存储，但是有些体验和信息在我们的大脑中被编码为记忆。保留过去的体验的目的是帮助我们驾驭现在的体验。

一个人的大脑在母亲子宫里的时候就开始记住事情。

工作记忆

记忆有几种类型（见右页），每种类型都使用不同的脑区，这也意味着也许一种记忆可能很差，而另一种记忆则可能很好。工作记忆是对信息进行暂时加工和存储的、容量有限的记忆，它涉及左右两半球脑区的激活，右图显示它们一起工作，来记住一条信息。

大多数成年人无法回忆起四岁之前的事情，这种现象被称为"幼儿期健忘症"。

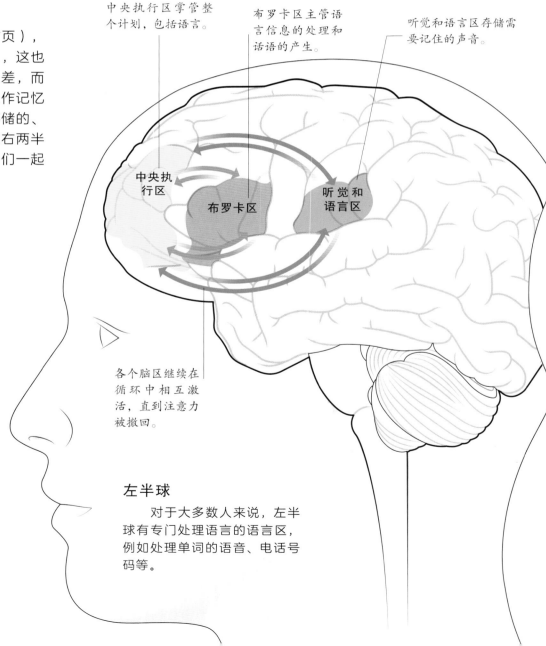

中央执行区掌管整个计划，包括语言。

布罗卡区主管语言信息的处理和话语的产生。

听觉和语言区存储需要记住的声音。

中央执行区

布罗卡区

听觉和语言区

各个脑区继续在循环中相互激活，直到注意力被撤回。

左半球

对于大多数人来说，左半球有专门处理语言的语言区，例如处理单词的语音、电话号码等。

为什么我们会忘记？

当编码记忆的神经元网络失联时，记忆就会消失。如果我们不经常重复使用和加强长期记忆网络，我们就可能无法再提取其中的信息，尽管这些信息可能仍然被"存储"在那里。遗忘有些事情是正常的，但是，如果大脑中的网络过早衰退，遗忘就会成为一个问题。

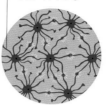

长期记忆被存储为连接的网络。

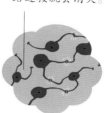

如果一段记忆多年不被回忆，很多网络连接就会消失。

遗 忘

回忆一件事会激活关于这件事的记忆，从而加强突触连接，否则记忆就不会被重新激活，突触连接也不会被加强。

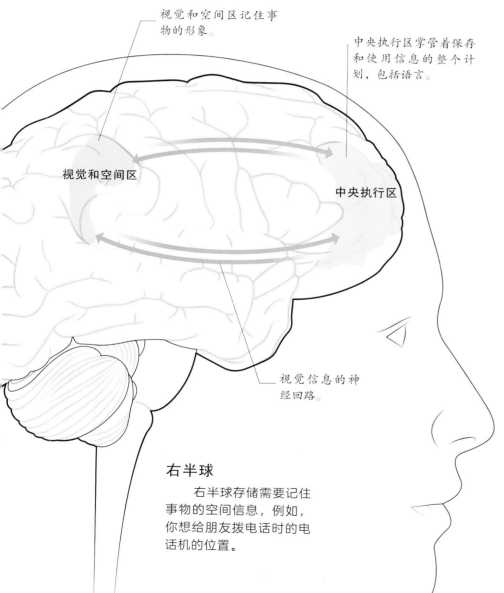

视觉和空间区记住事物的形象。

视觉和空间区

中央执行区掌管着保存和使用信息的整个计划，包括语言。

中央执行区

视觉信息的神经回路。

右半球

右半球存储需要记住事物的空间信息，例如，你想给朋友拨电话时的电话机的位置。

记忆的类型

情节记忆

经历过的事件的记忆，例如婚礼那天的记忆。所涉及的脑区取决于具体的体验。

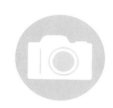

语义记忆

知识的记忆，例如，法国的首都是巴黎。语义记忆是从颞叶提取的（见第10页）。

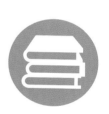

程序记忆

已经自动化的动作技能的记忆，例如骑自行车的技能。这些技能储存在位于皮质下方的脑区。

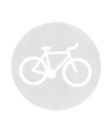

工作记忆

短时间的记忆，只记住到需要使用它的时刻，例如，记住一个电话号码，直到拨通为止（见左页）。

老化的脑部

就像其他器官一样，脑部也会随着时间而变化，其中有些变化会降低脑部的效率。不过，与大多数其他器官不同的是，脑部非常"可塑"，学习和活动可以改变脑部的生理结构，从而延缓脑部的衰退。

在20至90岁之间，脑容量缩小5%—10%。

衰退的补偿

脑部的生理变化使老年人的认知任务变得比较困难。为了实现相同的认知效果，老年人会本能地使用更多脑力来进行补偿，这可能意味着经过一天的艰苦"思考"后，老年人会感到更加疲倦。但是进行脑力劳动可以制造脑白质，加强整个脑部的神经元之间的联系，对健脑特别有益。年长的人积累了丰富的知识，在寻找问题的解决方案时可以有更多借鉴。这些来之不易的专业知识常常使专业人员在年老时的工作能力达到顶峰，他们的词汇和语言能力在一生中也不断提高（见第54页）。

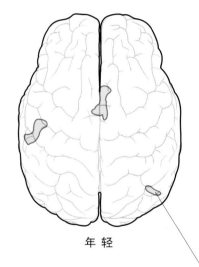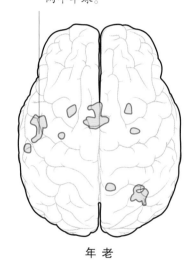

老年人的激活量分布在两个半球。

年 轻

年 老

年轻人的激活量少得多，在右半球特别少。

大脑激活量

有一项脑成像研究查看了年轻人和老年人在进行身体协调动作时的大脑激活量（蓝色区域）。

幸福感

有一项研究发现，年轻人和老年人的幸福感高于中年人。将研究结果绘制在图表上，会得到一个"U"形曲线。随着人们进入40多岁和50岁出头，幸福感似乎会下降到最低，然后会回升。研究发现，65岁左右的人的生活满意度与20多岁的人相同。

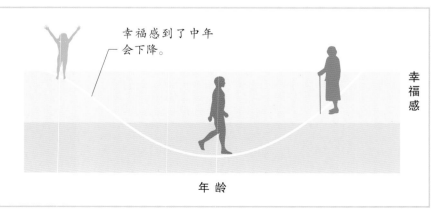

幸福感到了中年会下降。

幸福感

年 龄

脑萎缩

随着年龄的增长，脑容量会减少。受影响的脑区包括：负责思维的新皮质，与判断有关的前区，以及与记忆和情感有关的边缘系统。脑部血液供应减少，而且用来支持脑部运作的激素、神经递质和其他化学物质也发生变化。所有这些都使脑部活动变慢，并且导致记忆和协调出现问题。髓鞘（包裹神经元传递信号部分的绝缘体）分解，使信号传输变慢，而且不太可靠，有时可能会短路。

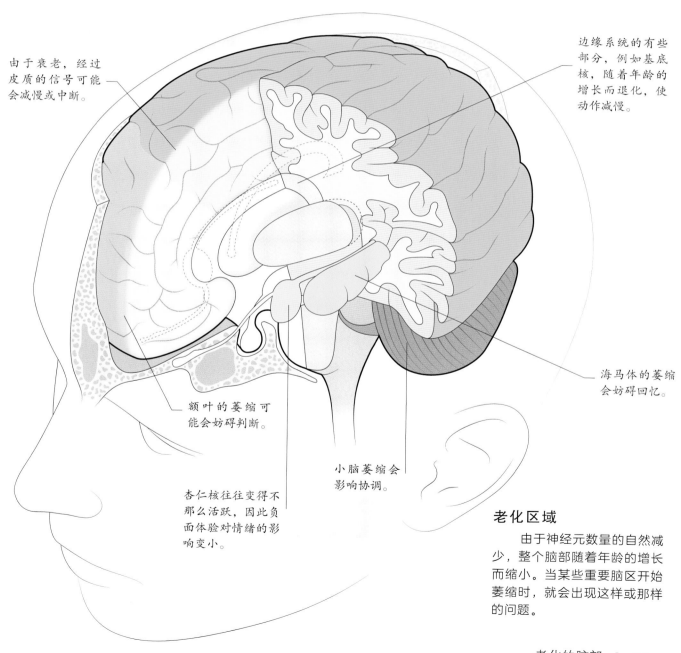

由于衰老，经过皮质的信号可能会减慢或中断。

边缘系统的有些部分，例如基底核，随着年龄的增长而退化，使动作减慢。

海马体的萎缩会妨碍回忆。

额叶的萎缩可能会妨碍判断。

杏仁核往往变得不那么活跃，因此负面体验对情绪的影响变小。

小脑萎缩会影响协调。

老化区域

由于神经元数量的自然减少，整个脑部随着年龄的增长而缩小。当某些重要脑区开始萎缩时，就会出现这样或那样的问题。

不健康的老化

随着脑部老化，身体变得比较容易患某些疾病，尤其是痴呆症和中风，它们造成的损伤可以在脑部扫描中看到，症状包括行为、智力和生理能力的变化。因此，保持脑健康对我们的生活意义重大。

在65岁之前发生的痴呆症被称为"早老性痴呆症"。

痴呆症

杀死脑细胞导致早期认知能力下降和严重认知能力下降的疾病通常被称为"痴呆症"。痴呆症会损害脑神经元，使信息不能正常地传递到脑部的各个部分，从而阻碍身体的正常运作。

阿尔茨海默病

这种病是一种进行性发展的脑细胞衰退疾病，会导致普遍的认知能力下降，通常用行为测试来诊断，但是脑部扫描可以检测到废蛋白质的积聚，这被认为是导致这种疾病的原因。

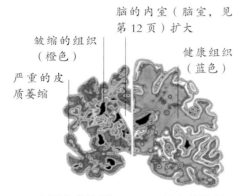

脑的内室（脑室，见第12页）扩大

皱缩的组织（橙色）

健康组织（蓝色）

严重的皮质萎缩

患阿尔茨海默病的脑部

健康的脑部

帕金森病

黑质是大脑中主要参与运动的部分。黑质中的神经元的缺失会导致帕金森病，使脑部变得无法产生足够的多巴胺来控制运动。药物和电疗可以控制病情。

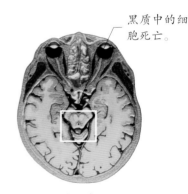

黑质中的细胞死亡。

帕金森病

脑卒中

脑卒中又称为脑中风，它是由脑血管阻塞或脑出血导致某一部分血液供应中断而引起的。脑中风会损伤一部分脑细胞，或使一部分脑细胞死亡。

短暂性脑缺血发作（TIA）

TIA 是一种"小卒中"，在这种情况下，血凝块暂时使脑部的一部分缺血。TIA 的症状可能很轻，但是往往会复发，可能会渐渐以与其他痴呆症疾病类似的方式损伤大脑。

血管中短暂的微小血凝块会导致短暂性脑缺血发作，其症状可能会被忽视。

较大血管中的血凝块会导致脑中风，从而损伤脑组织。

脑出血可能会损伤大量脑细胞，导致记忆力减退或身体部分瘫痪。

我有患病的风险吗？

脑卒中是心脑血管疾病的一种形式，它是由导致心脏病发作的相同因素引起的，因此一般来说，风险最高的人是吃太多垃圾食品、吸烟或不怎么运动的人。阿尔茨海默病与脑卒中有共同的风险因素，但是对于为什么有些人会得病，而有些人不会得病，我们所知不多。与年龄相关的脑健康变化（见第 20—21 页）还包括脑组织损失和衰退。保持身体健康和精神活跃的人有较少的衰退，可能使他们比较不容易患病。

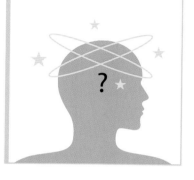

身体微恙

如果你有意识丧失、头晕或暂时失忆等症状，应该去看医生。小卒中（见左页）产生的影响可能非常微弱和短暂，但是如果你有这种症状，你患更多次"小卒中"或患严重的脑卒中的风险就会增加。

健康的生活方式

除了自然衰老之外，还有许多因素会增加患脑中风或痴呆症的风险。然而，也有一些日常方法可以让脑部尽可能地保持健康。

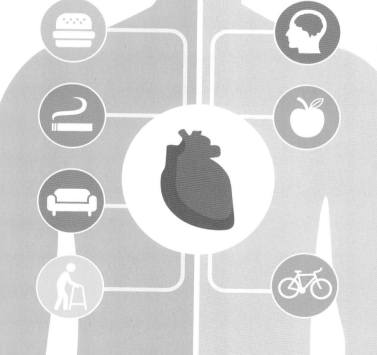

患病风险

延迟患病

垃圾食品

吃太多高脂肪食物会导致高胆固醇，从而增加脑中风的风险。

吸 烟

吸烟会导致大脑皮质损伤，并且会增加脑中风的风险。

运动不足

久坐不动，会增加患脑部疾病的风险。

变 老

变老会增加患病的风险，动脉也可能变窄。

智力活动

定期用脑可以构建和维持脑组织。

健康饮食

新鲜水果和全谷物等食物为脑部提供重要的营养。

运 动

有氧运动让脑部得到充足的氧气和营养。

基因与生活方式

虽然我们可以通过生活方式来改善和维持认知能力的每个方面，但是由于基因决定了我们的一切，包括脑部，因此基因和脑健康有着密切的关系。

健康因素

我们的基因控制着我们身体的发育和功能，而基因与环境因素相结合，在我们的一生中决定了我们的一切。

基因与环境

脑健康是由基因与环境之间复杂的相互作用决定的。至少有160个基因直接参与决定一个人的脑部如何随着年龄的增长而萎缩。尽管几乎每个人都继承了相同数量的基因，但是基因本身因人而异，我们继承的基因变异会影响营养和运动等因素对我们身体的效果。因此，即使两个人有相同的健身计划，他们得到的结果却可能大不相同。我们的经历也会导致我们的 DNA 发生化学变化，这些变化可能会阻止基因被激活（见右页"表观遗传学"）。科学家只能说什么有可能会使我们更健康，但是不能说什么一定会使我们更健康。

染色体
我们从亲生父母那里继承了染色体。染色体异常会导致疾病或发育问题。

环境
如果孩子在穷困中生长，可能会损害与记忆、语言处理和决策相关部分的发育。

基因
几乎每个人都有一套完整的基因，但是每个基因都有可能发生几种变异中的一种，这些变异可能决定一个人在某些方面的优势或劣势。

情绪紧张
儿童的长期情绪紧张会限制他们的神经元连接的生长，并且导致记忆、情绪和学习方面的问题。

脑健康

基因表达
基因产生构建人体的化学物质。这个过程被称为"基因表达"，它可以加速、减速，甚至停止。

遗传因素

环境因素

饮食
富含抗氧化剂、B 族维生素和欧米伽3 的健康饮食与维持老年人的脑功能有关。

社交网络
与朋友和家人保持密切的社交联系可以让我们的脑部兴奋，有益于我们的记忆力和思维能力。

智商与双胞胎

有许多关于双胞胎的智商的研究。智商是一种衡量智力的指标。研究发现，拥有相同基因的同卵双胞胎长大以后的智商几乎相同，在以后的生活中几乎没有差异，甚至那些分开长大的双胞胎的智商也只有略微不同。换句话说，环境对智商有影响，但是基因决定智商。

我们的基因中至少有三分之一主要影响脑部。

一起长大或分开长大

有一项研究测量了兄弟姐妹的智商差异，发现同卵双胞胎的相似性最高，无论他们是否一起长大。

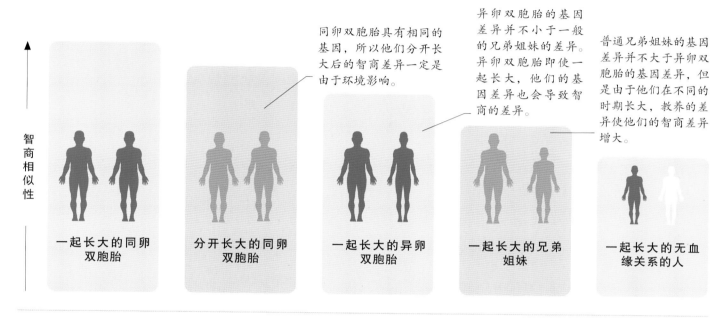

同卵双胞胎具有相同的基因，所以他们分开长大后的智商差异一定是由于环境影响。

异卵双胞胎的基因差异并不小于一般的兄弟姐妹的差异。异卵双胞胎即使一起长大，他们的基因差异也会导致智商的差异。

普通兄弟姐妹的基因差异并不大于异卵双胞胎的基因差异，但是由于他们在不同的时期长大，教养的差异使他们的智商差异增大。

智商相似性

一起长大的同卵双胞胎　　分开长大的同卵双胞胎　　一起长大的异卵双胞胎　　一起长大的兄弟姐妹　　一起长大的无血缘关系的人

表观遗传学

在基因不改变的情况下，发生在 DNA 中的变化被称为"表观遗传变异"。大脑功能由基因控制，但是要发挥作用，基因必须被激活，也就是必须"表达"自己。如果一个人承受极大的压力，他的身体会产生激素，导致 DNA 发生化学变化，从而阻止某些基因的表达。DNA 中的这些变化可以遗传，也就是说，极端压力的影响可以传递给后代。

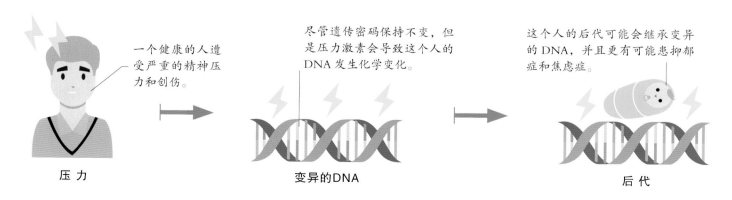

一个健康的人遭受严重的精神压力和创伤。

尽管遗传密码保持不变，但是压力激素会导致这个人的 DNA 发生化学变化。

这个人的后代可能会继承变异的 DNA，并且更有可能患抑郁症和焦虑症。

压力　　　变异的DNA　　　后代

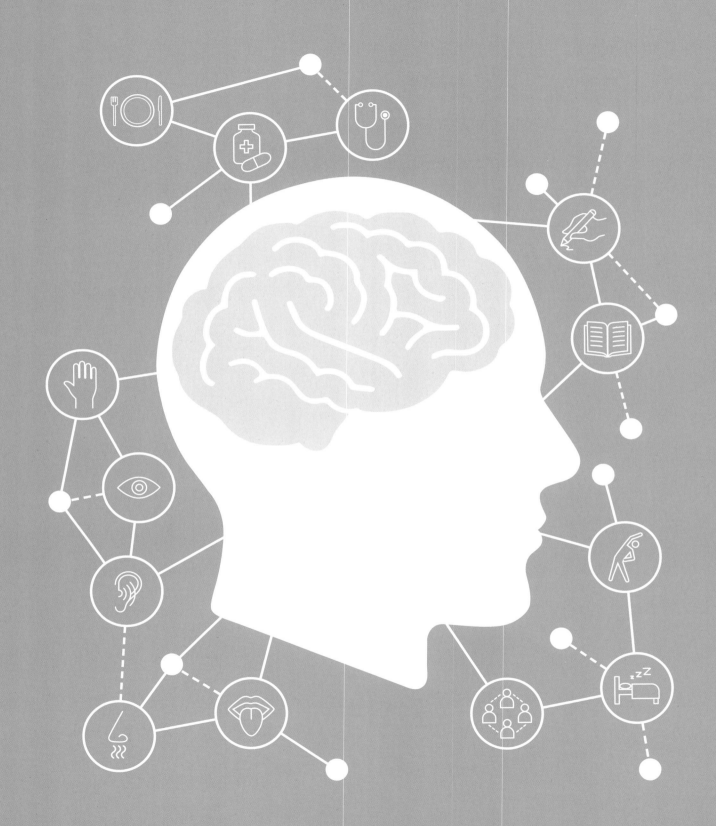

大脑锻炼

良好的脑健康

像身体的其他部位一样，你的大脑需要在良好的生理状况下才能正常工作。因此，锻炼、休息和良好的营养是保持脑健康的要素。

忙碌的脑细胞

除了生理健康外，你的大脑还需要受到精神激励才能正常运作。让你兴奋或快乐的活动会激活脑细胞，对脑组织产生直接影响。未被使用的脑细胞会枯萎甚至死亡，而活跃的脑细胞会产生生长化学物质，有助于保护现有的神经通路，并且开发新的神经通路。

保持健康

锻炼有助于保持脑细胞活跃，避免焦虑和抑郁。每天快步走就足以改变现状。

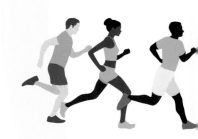

锻炼身体

定期锻炼身体不仅可以使大脑兴奋，而且使身体其他部位保持健康，但是你不必跑马拉松来实现这一目标。脑电图扫描显示，单次步行 20 分钟之后休息，也会使整个大脑产生活动。

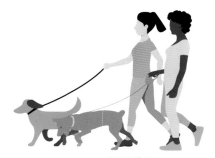

短途步行

保持苗条

长期以来的证据表明，肥胖不仅会增加患心脏病、癌症和糖尿病的风险，而且对大脑也有害。有一项针对 500 多名 20 至 87 岁成年人的研究表明，肥胖会加速与年龄相关的脑萎缩，超重或肥胖者的白质密度相当于一个比他们年长 10 岁的正常体重者的白质密度。白质是在大脑里传递信息的路径。肥胖被定义为身体质量指数大于等于 30，而正常的身体质量指数介于 18.5 至 25 之间。

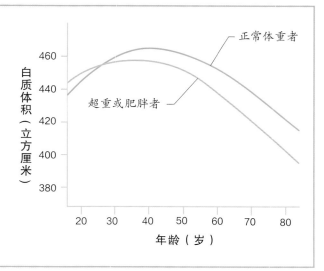

正常体重者

超重或肥胖者

白质体积（立方厘米）

460
440
420
400
380

20　30　40　50　60　70　80

年龄（岁）

充足的休息

当你睡觉时，你的记忆得到巩固，脑中的代谢废物被清除。每晚睡觉的时间长度应该是 6 至 8 小时。应该避免计划外小睡，否则可能会扰乱你的生物钟。

吃 好

吃富含维生素和矿物质的新鲜食物，例如水果和蔬菜，有助于预防脑卒中。脑卒中是引发痴呆症的主要原因之一。

社 交

与他人交往，无论是面对面，还是在线交谈，可促使你对新体验持开放态度，并且帮助你避免孤独和抑郁。

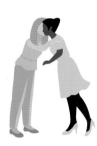

照顾自己

定期检查身体，来保护你的感官，尤其是听力和视力。不要吸烟，不要服用消遣性毒品，也不要过量饮酒。

保持忙碌

学习新事物，保持活跃的智力活动，会促使新的脑组织生长。阅读大量书籍，学习并且掌握一项新技能，这些都是让你的大脑保持运转的好方法。

养生之道

一般来说，健康饮食、充足睡眠和锻炼身体不仅对心脏好，也对大脑好。与他人共度时光和学习新事物对大脑也有好处。

大脑的敌人

大脑是一个生理器官，像其他器官一样需要得到照顾。与其他器官不同的是，大脑也需要心理上的培养。

肥胖

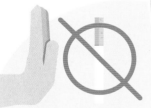

饥饿是由大脑、消化系统和脂肪储存等复杂网络控制的，但是无论你是否感到饿，看到食物时或感到紧张时都会触发进食的欲望。体内有过多的脂肪会导致脑区的肿胀或缩小，影响激素分泌和记忆。

过量饮酒

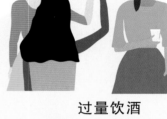

虽然少量饮酒可能有益，但是长期大量饮酒对大脑非常不利，会损伤脑细胞，甚至可能导致一种被称为"科尔萨科夫氏综合征"的健忘症。

对身体健康的威胁

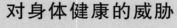

你可以通过避免烟草和消遣性毒品等毒素以及限制酒精摄入量来保护你的大脑。均衡饮食和定期运动，保持正常的体重也将有助于减少或延缓大脑萎缩和认知能力下降。

吸烟

吸烟是导致心脑血管疾病的一个主要原因，它也会增加罹患脑卒中和痴呆症的风险。尼古丁可能有助于预防帕金森病，但是吸烟对健康的整体危害大于可能带来的好处。

药物

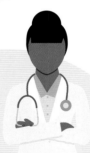

服用消遣性毒品会导致致命的毒瘾。有些医疗药物也可能具有导致认知问题的副作用，例如，治疗焦虑症的药物可能会让人反应迟钝。如果你有疑虑，请咨询你的医生。

抑郁症等精神疾病正在变得越来越普遍。

寻求新体验

随着时间的推移，大脑对熟悉的想法和行为产生的兴奋作用越来越小。学习新事物（见第 80—81 页），例如参加烹饪课或重新思考既定的信念，会在大脑中产生繁忙的活动。不断寻求新体验，将有助于维持大脑的健康。

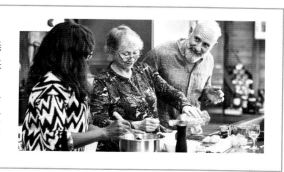

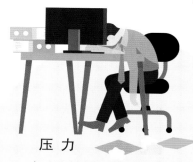

压 力

每个人都会不时地经历各种压力，例如与工作、钱财有关的压力，或者与健康有关的压力。我们的身体通过产生氢化可的松等来对压力做出反应，这在短期内有帮助，但是长期如此会损害大脑。

消 极

消极思维以及它的极端状态——抑郁症都与神经元的死亡有关。药物治疗可以逆转抑郁症，但是你可能需要通过尝试才能找到对你有效的药物。认知行为疗法可以教你如何变得积极。

对心理健康的威胁

心理健康与身体健康同等重要。压力、精神创伤、悲观和孤独可以通过心理疗法或药物来治疗，或者在不太严重的情况下，通过会见朋友或尝试新事物来控制。随着年龄的增长，锻炼你的心智和身体将会有助于保持健康。

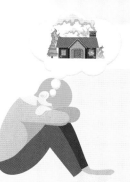

精神创伤

可怕的事件和破坏性事件会产生难以抹去的记忆，储存在杏仁核中。杏仁核是一个产生负面情绪的无意识脑区。这可能会导致创伤后应激障碍。

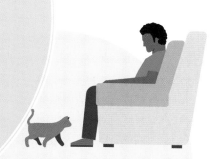

孤 独

我们的大脑已经进化出特定的线路连接，当我们与其他人互动时就会发挥作用。像大脑的其他部分一样，这些连接也需要锻炼。锻炼有利于防止它们逐渐衰退。

休息与睡眠

良好的睡眠对脑健康至关重要。睡眠帮助我们整理清醒时得到的体验，将新的体验转化为记忆以便回忆，并且保护大脑免于生理衰退。

五分之一的老年人抱怨腿不舒服。运动、沐浴和伸展运动将会有所帮助。

睡眠卫生

有的人很幸运，可以立刻睡着，而且可以睡七个小时，甚至更久。但是有的人很难睡着，尤其是随着年龄的增长，更难睡着。各种各样的事情都可能导致失眠，例如睡眠呼吸暂停综合征，症状是呼吸道阻塞导致氧气摄入减少；还有无法抗拒的移动双腿的冲动使人不能入睡。即便如此，建立"睡眠卫生"也会很有用。睡眠卫生是良好的睡眠习惯。

每天在同一时间睡觉和起床。

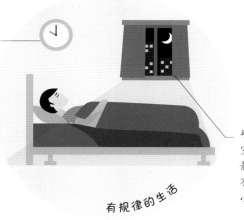

有规律的生活

确保你的卧室黑暗、安静，而且没有吸引你的小玩具。

睡前放松是睡一个好觉的关键。

喝一杯不含咖啡因的热饮、看书或做放松运动。

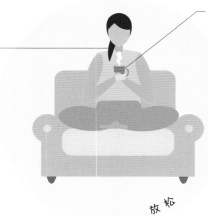

放松

如果你睡不着，那就起床阅读或做拼图游戏，直到你昏昏欲睡为止。

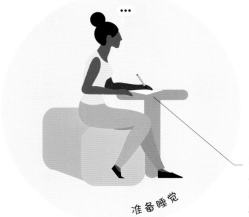

准备睡觉

写下第二天的待办事项单，这样你就不用担心忘了什么。

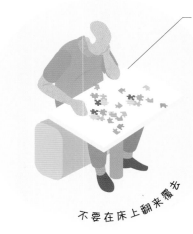

不要在床上翻来覆去

睡眠需要

正常的大脑活动会产生微小的蛋白质团块代谢废物，并且在大脑中积聚。睡眠为大脑提供了一段安静的时间以便使用脑脊液冲洗掉这些代谢废物，从而避免废物的堆积。有迹象表明阿尔茨海默病与蛋白质团块的异常堆积有关，因为它限制血液流动并阻碍神经信号的传输。

睡眠对于记忆也很重要。在深度睡眠期间，海马体（大脑中编码新信息的部分）向皮质发送有关最近发生过的事件的神经信号。一旦发送完成，这些事件就会被安全地编码在皮质中，只要脑组织健康，它们就会作为记忆储存在那里。

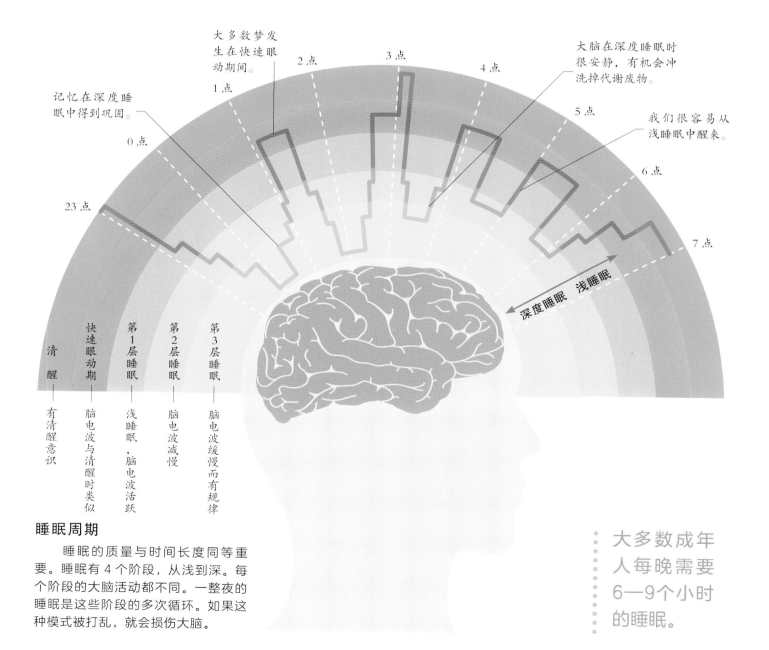

大多数梦发生在快速眼动期间。

大脑在深度睡眠时很安静，有机会冲洗掉代谢废物。

记忆在深度睡眠中得到巩固。

我们很容易从浅睡眠中醒来。

深度睡眠 浅睡眠

清醒	快速眼动期	第1层睡眠	第2层睡眠	第3层睡眠
有清醒意识	脑电波与清醒时类似	浅睡眠，脑电波活跃	脑电波减慢	脑电波缓慢而有规律

睡眠周期

睡眠的质量与时间长度同等重要。睡眠有 4 个阶段，从浅到深。每个阶段的大脑活动都不同。一整夜的睡眠是这些阶段的多次循环。如果这种模式被打乱，就会损伤大脑。

大多数成年人每晚需要6—9个小时的睡眠。

身体活动

锻炼身体对大脑和身体的其他部位同样重要，可以防止认知能力下降，甚至可以减少痴呆症的影响。

锻炼身心

经常锻炼身体可以显著地改善大脑功能。有一项研究追踪了近 500 名成年人 20 年来的活动水平和认知能力。那些锻炼身体最多的人在记忆力和思维测试中得分最高，而患痴呆症的可能性显著降低。你不需要跑几千米，只需要每星期锻炼 3 次，每次 1 小时，就足以产生影响。

活动并不一定意味着跑步。爬楼梯、游泳等都有助于使大脑保持良好的状态。

健 身

如果你很难从沙发上起身，请尝试参加健身课程，或者与朋友一起定期锻炼。为自己设定目标，例如每天步行一定的步数。

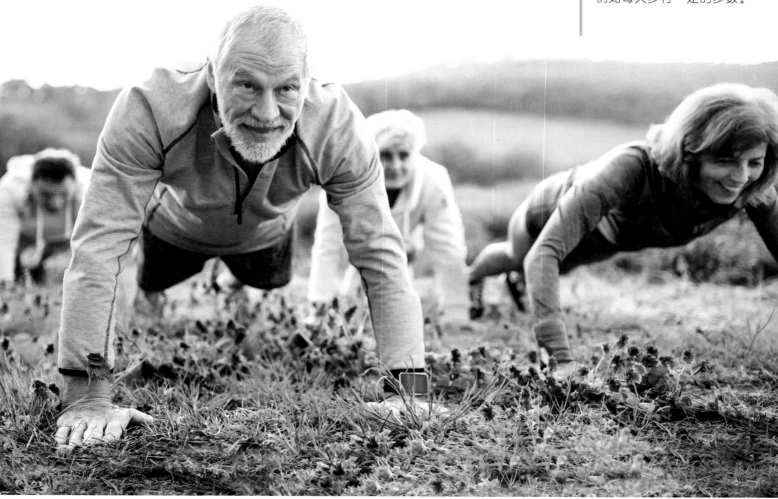

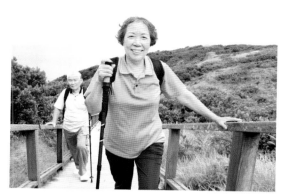

快乐的徒步旅行者

　　所有形式的运动都有益于大脑，但是有些运动对某些功能有特殊影响。快走、慢跑和跳舞可以改善记忆力、思维和情绪。

运动与大脑

　　身体运动对脑组织有显著影响，可以刺激神经元，使它们变得活跃并相互交流，从而产生认知改变，这是因为神经元的相互交流正是思维和认知的基础。由于大脑的很多部分与身体运动有关，因此锻炼身体会自动使大量神经元产生活动，还会释放纾解压力的化学物质，帮助我们获得良好的感觉。

③ **细胞生长**

　　锻炼身体会增加"脑源性神经营养因子"蛋白质的产生，有助于神经元形成新的连接，并且保护它们免受损伤。

④ **改善情绪**

　　更多的神经递质被释放，例如多巴胺和内啡肽，从而提高能量水平，改善情绪，减轻压力。

① **大脑的食物**

　　四处走动会提高心率，促使富含氧气和营养的血液流向大脑。

② **激活细胞**

　　氧气含量的增加会刺激神经元，使这些脑细胞变得更加活跃。

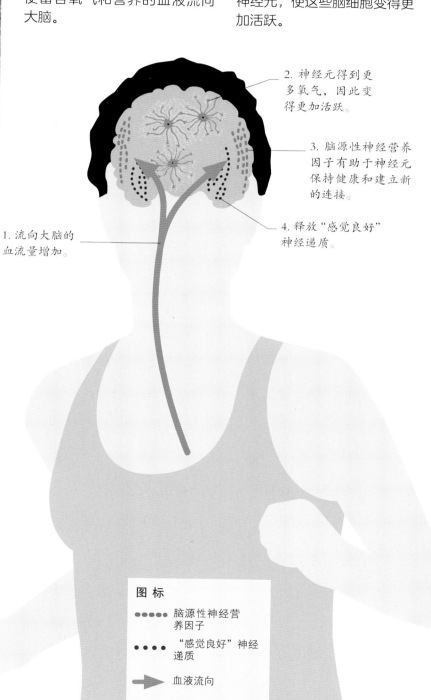

2. 神经元得到更多氧气，因此变得更加活跃。

3. 脑源性神经营养因子有助于神经元保持健康和建立新的连接。

1. 流向大脑的血流量增加。

4. 释放"感觉良好"神经递质。

图 标

●●●● 脑源性神经营养因子

●●●● "感觉良好"神经递质

➤ 血液流向

阅读与写作

我们在儿童时期都有学习阅读和写作的经历，但这只是一个开始。语言能力需要整个大脑的参与，因此阅读和写作对于保持良好的脑健康至关重要。

拓宽思维

与说话和走路不同，阅读和写作能力不是天生的，它们是我们出生后才获得的，进化还没有将这些能力写入我们的基因。每个人都必须学会阅读和写作。识字是人类所做的最具挑战性的事情之一，这是因为它涉及在大脑中建立新的连接，以及将旧连接用于新用途。

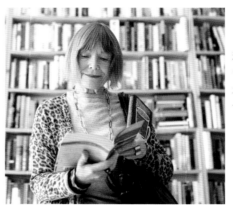

阅 读

读一本好书不仅是一种放松和信息丰富的娱乐，它还促使我们将精神集中在单一兴奋点，以此来提高专注力。

提高记忆力

写作锻炼大脑中与结构和记忆有关的部分，而讲故事涉及与同理心、预测以及记忆有关的部分。将你的日常经历写成书面记录，会迫使你回忆它们，以便描述它们，这将有助于你记住它们。事情被记忆的次数越多，它们就越有可能不被忘记。

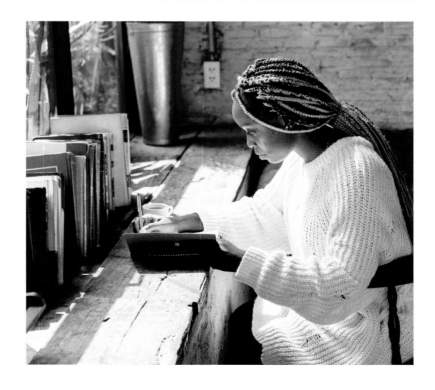

找到正确的词

大量阅读有助于我们积累词汇，而书写让我们有机会使用新词汇，并且记住这些新词汇。

使用整个脑部

　　阅读和写作所锻炼的脑区几乎比做其他任何事情所能锻炼的脑区都更多，因此阅读和写作是你可以做的最好的脑部锻炼之一。除了锻炼这些脑区之外，你还可以思考书的内容，或者将情感投入书中的情节，以此来激活其他脑区，这样脑部的每个部分都会得到锻炼。

研究发现，阅读描述人的小说可以提高一个人的同理心。

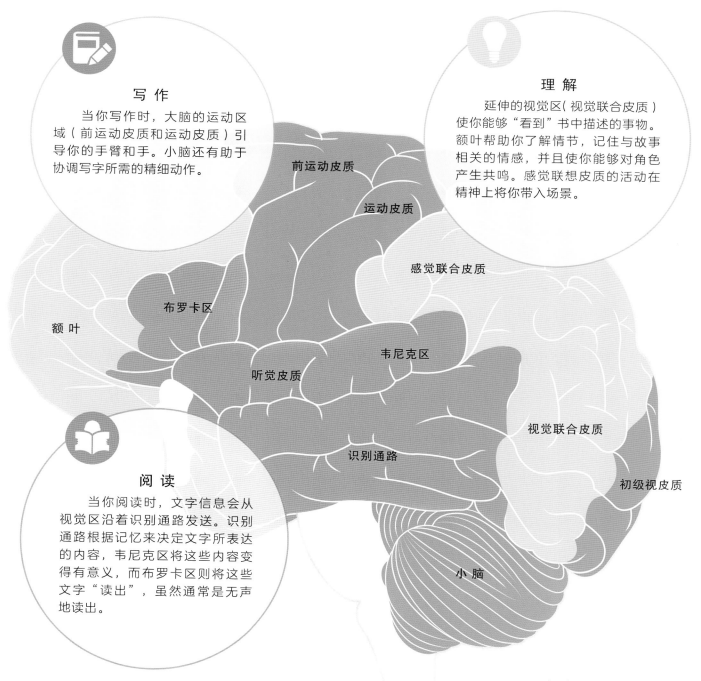

写 作

　　当你写作时，大脑的运动区域（前运动皮质和运动皮质）引导你的手臂和手。小脑还有助于协调写字所需的精细动作。

理 解

　　延伸的视觉区（视觉联合皮质）使你能够"看到"书中描述的事物。额叶帮助你了解情节，记住与故事相关的情感，并且使你能够对角色产生共鸣。感觉联想皮质的活动在精神上将你带入场景。

前运动皮质

运动皮质

感觉联合皮质

布罗卡区

额 叶

韦尼克区

听觉皮质

视觉联合皮质

识别通路

初级视皮质

阅 读

　　当你阅读时，文字信息会从视觉区沿着识别通路发送。识别通路根据记忆来决定文字所表达的内容，韦尼克区将这些内容变得有意义，而布罗卡区则将这些文字"读出"，虽然通常是无声地读出。

小脑

数字技术

如果使用得当，数字技术可以帮助我们的大脑保持敏锐，让我们的生活更有趣，并且丰富我们与他人的互动。

虽然在线社交不能替代面对面的交流，但是对老年人来说，使用社交媒体能给他们带来幸福感。

计算机知识

随着银行、购物和支付账单等日常活动转移到网上，学习使用数字设备变得越来越必要。在计算机和手机影响下成长的这代人似乎天生就有使用它们的能力，而那些成年后才接触电子设备的人可能会有困难。原因之一是，通过玩游戏来学习使用数字技术，正如大多数年轻人所做的那样，使这种学习活动变得有趣，因此他们将使用电子设备与产生愉悦的脑区联系起来。而那些长大后学习使用电子设备的人认为这是"工作"，因此将这种学习与产生谨慎和恐惧的脑区联系起来。

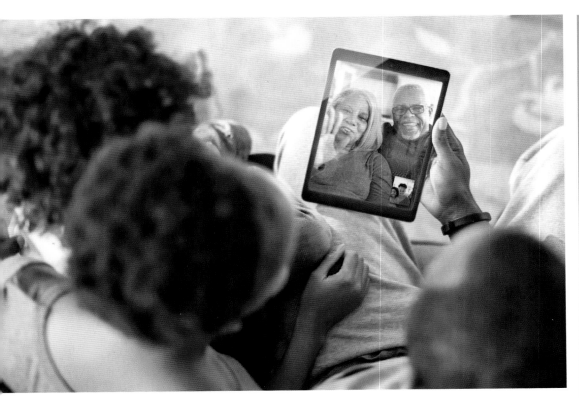

有用的技术

对于那些失去视力或听力的人，语音识别技术可以给他们提供帮助。使用人类语言和理解人类语言的软件可以帮助这些有困难的人使用计算机和其他数字设备。失去视力者可以用口述指令来拨打电话或视频通话。失去听力者可以看软件生成的实时对话字幕。

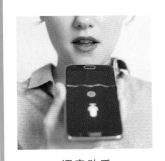

语音助手

保持联系

与其直接学习如何使用平板电脑，不如先从你想做的事情入手，例如，先学习如何用平板电脑与朋友或家人交谈，这样你的数字技术就会快速提高。

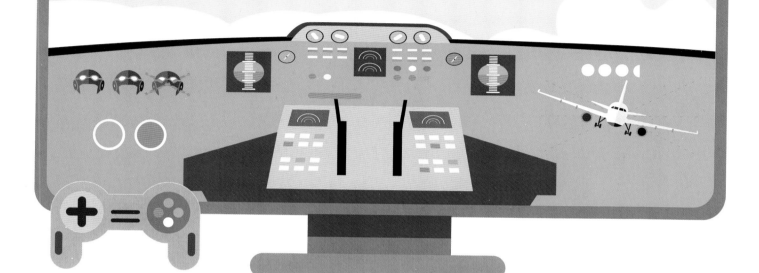

视频游戏

　　游戏不仅适合青少年。现在有的游戏也采用了智力谜题、拼字游戏等传统游戏的元素，还有无数旨在增强感官的游戏。你可以只与另一个人一起玩，也可以参加全球性挑战，你甚至可以投资购买自己用的飞行模拟器。在线游戏远非只是浪费时间，而似乎是对认知的各个方面都有帮助。

拥抱科技

　　在数字时代开始的时候，人们担心计算机会剥夺人们的持续注意力和思考能力。虽然长时间玩游戏和破坏性社交行为会导致压力或焦虑等问题，但是数字技术也提供了各种认知挑战和积极的社交机会。社交媒体帮助人们与他人互动，缓解孤独感，并且激发兴趣。研究人员发现，成年人定期玩游戏会渐渐提高他们的思维能力、注意力、情绪敏锐度和空间推理能力。

益智游戏

　　与电子游戏不同，益智游戏专门用于锻炼大脑。最好的益智游戏是"套件"，其中包括专为空间学习、识别、数字和单词设计的游戏，以及可以不断提高的技能水平和内置评估。但是，目前尚不清楚这些技能的提高与总认知能力的提升之间的关系。

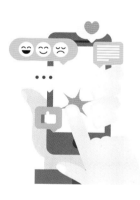

社交媒体

　　年轻人使用社交媒体与同龄人进行攀比，有可能会导致自卑。但是那些用社交媒体来与朋友和家人保持联系的人不太可能患上抑郁症。有些研究发现，频繁使用社交媒体与提高负责组织和计划的大脑"执行功能"有相关性。

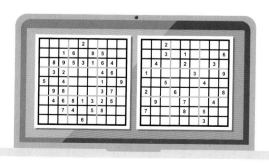

数字游戏

饮食与大脑

大脑是一个饥饿的器官，它消耗人体摄取热量的五分之一。大脑的食物是用血液输送的，因此健康的饮食是让输送系统保持畅通的保证。

健康的美味

下图的圆盘中显示了你应该吃的每种食物组的比例，尽管这些建议因国家而异。你应该避免吃或少吃糖、饱和脂肪和高度加工食品。你还应该多喝水。

均衡的饮食

以蔬菜和全谷物为基础的饮食，加上适量的瘦肉、鱼和奶制品，以及少量脂肪、油、糖和加工食品，应该可以提供大脑保持健康所需要的所有营养。补充维生素和矿物质通常不是必需的，但是老年人可能无法有效地从食物中吸收这些营养，而且储存的食物可能会失去营养，因此每日补充多种维生素和矿物质可能很有用。

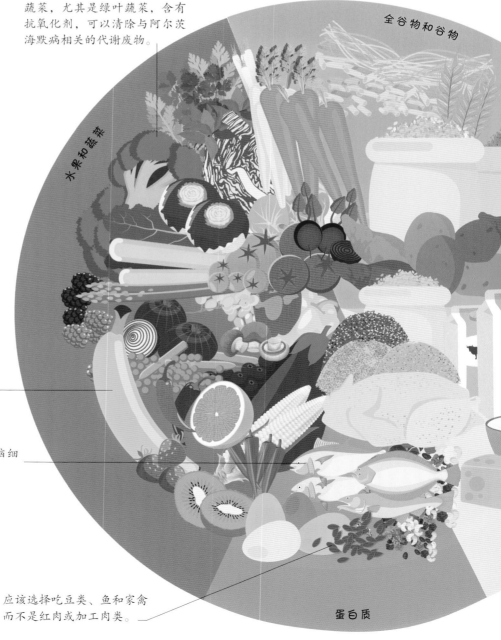

蔬菜，尤其是绿叶蔬菜，含有抗氧化剂，可以清除与阿尔茨海默病相关的代谢废物。

全谷物和谷物

水果和蔬菜

水果和蔬菜提供保持脑细胞功能所需的许多维生素和矿物质。

鱼有利于维持和生成脑细胞，橄榄油也是如此。

应该选择吃豆类、鱼和家禽而不是红肉或加工肉类。

蛋白质

> 均衡的，主要是植物性的饮食，以及保持正常的体重，有助于延缓认知能力的下降。

健脑饮食

研究人员设计了三种经证明可以预防认知能力下降和痴呆症的饮食方案。它们的结构相似，但是重点有所不同，应该吃什么和什么时候吃的方面也有所不同，这取决于你的目标是保持正常体重还是减肥。这三种饮食方案都建议吃绿色蔬菜、橄榄油和全谷物，以及适量的瘦肉和鱼。

全谷物含有B族维生素，对大脑的新陈代谢尤其重要。

	饮 食	食 物
地中海饮食	地中海饮食是基于地中海地区特别长寿的人们的饮食习惯制造的饮食方案。它包括大量的蔬菜、水果、淀粉类食物和橄榄油，似乎可以减缓认知能力下降，并且预防阿尔茨海默病。	· 全谷物、水果和蔬菜、橄榄油、豆类、坚果（每餐） · 鱼和海鲜（每星期 2 份以上） · 家禽、鸡蛋、奶酪、酸奶（每星期 3 份） · 肉、糕点、糖（每星期 1—2 份） · 酒精（每天 1 小杯，最好是红酒）
DASH	DASH 是 "Dietary Approaches to Stop Hypertension"（阻止高血压的饮食方案）的缩写，主要是为预防及控制高血压而设计的。高血压是患痴呆症的危险因素。这种饮食也与良好的认知能力和改善认知能力有相关性。它强调要吃水果和蔬菜，以及全谷物和低脂或无脂乳制品。	· 全谷物（每天 7—8 份） · 蔬菜（每天 4—5 份） · 水果（每天 4—5 份） · 乳制品：低脂或无脂（每天 2—3 份） · 瘦肉、家禽、鱼（每天不超过 2 份） · 坚果、种子、豆类（每星期 4—5 份） · 脂肪、油（每天 2—3 份） · 糖果、甜点（每星期不超过 5 份）
MIND	MIND 是 "Mediterranean-DASH Intervention for Neurodegenerative Delay" 的缩写，该方案是地中海饮食和DASH 的结合，旨在减少痴呆症和因为年龄增长而引起的大脑健康水平下降的风险。它强调已知的对大脑特别有益的食物。这种饮食避免或严格限制黄油和人造黄油、奶酪、红肉、油炸食品和糖果的摄入。	· 绿色多叶蔬菜（每星期 6 份以上） · 浆果（每星期 2 份以上） · 坚果（每星期 5 份以上） · 橄榄油（用作主要食用油） · 全谷物（每天 3 份以上） · 鱼，尤其是油性鱼（每星期 1 份以上） · 豆类（每星期 4 份以上） · 葡萄酒（每天最多 1 杯）

生酮饮食

生酮饮食不适合那些已经有健康问题的人。这种饮食鼓励少吃碳水化合物，包括少吃意大利面和水果，多吃蛋白质和脂肪，例如肉类和奶制品。由于没有足够的碳水化合物衍生的葡萄糖，而大脑组织与其他组织不同，不能直接用脂肪酸作为能源，所以肝脏就将脂肪酸转化为酮体，供给脑细胞使用。短期的生酮饮食有利于减肥。生酮饮食似乎也能减少大脑炎症和抑制在大脑中产生与痴呆症相关的代谢废物的氧化剂，因此有利于大脑。

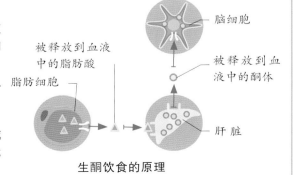

生酮饮食的原理

健脑补品与医学药物

许多"健脑补品"声称可以增强健康人的认知能力，或延缓认知能力的衰退，但是我们仍然不清楚服用它们的好处和风险。

天然健脑剂

实际上，所有被吹捧为"健脑补品"的产品都未能通过证明它们有效所需要的严格测试。但是这并不意味着这些产品没有效果，而只是缺少科学证据。如果你想尝试某种认知增强剂，请首先尽量了解它，尤其要确定它与你正在服用的其他药物结合使用时是否安全，并且永远不要服用超过推荐的剂量。即使是标有"天然"标签的产品也会有副作用。大多数声称有助于脑力的天然补充剂实际上都已经包含在我们的食物中，而有益大脑健康的饮食（参见第 40—41 页）已经含有所有这些物质。

神奇的根茎

人参已经在中药中被使用了数千年，尽管有关它的益处的科学证据很有限。

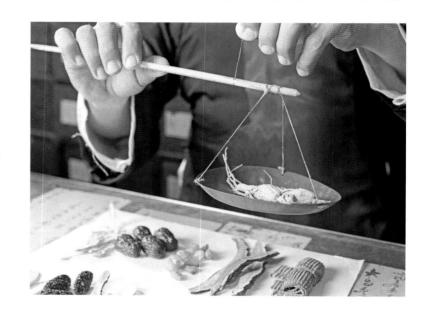

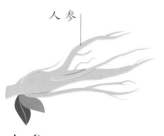

人参

人 参

人参是最受欢迎的草药补充剂之一，据说它能很快促进学习和记忆能力。它通过刺激一种被称为"乙酰胆碱"的神经递质而起作用。然而，关于这一点的科学证据仍然很薄弱。

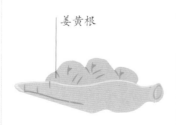

姜黄根

姜黄素

姜黄素来源于姜黄根。有证据表明，姜黄素能增加刺激细胞生长的天然大脑蛋白质的量，从而增强记忆力，并且促进新神经元的生长。

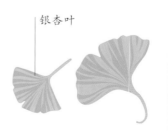

银杏叶

银 杏

成千上万人声称银杏对记忆力、注意力和焦虑都有好处。有人声称银杏可以改善流向大脑的血流量，并且清理代谢废物，防止阿尔茨海默病，但是这些仍有待科学证明。

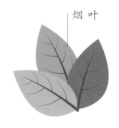

烟叶

尼古丁

尽管吸烟非常有害，但是科学证明尼古丁本身有助于提升专注力、记忆力和想象力，似乎还可以预防帕金森病，并且可能预防阿尔茨海默病。

医学药物

已发现几种为某些疾病开发的处方药具有认知增强作用。像所有药物一样，它们也可能有严重的副作用，并且可能与其他药物产生有害的相互作用，因此，不应该在没有处方的情况下服用它们，也不应该出于处方以外的用途而服用它们。健康人在未经许可的情况下使用"聪明药"也可能有危险。

莫达非尼

莫达非尼用于治疗发作性睡病和其他睡眠障碍，还可以改善决策、计划、学习、记忆和创造力，但是只有在医生开具处方的情况下才能服用。

多动症药物

针对多动症（注意力缺陷与多动障碍）的药物可以帮助有注意力集中问题的人。其中，像安非他命以及相关的药物可能会产生讨厌的副作用，例如体重减轻、恶心和失眠。

抗抑郁药

抑郁症对认知能力有严重的影响，抗抑郁药可以帮助患者恢复正常。有几种药物即使对没有抑郁症的人也可能使他们变得更聪明，但是这些药物有很多副作用，包括性欲减退、恶心和疲劳，并且可能与其他药物相互作用，产生不可预测的反应。

消炎药

炎症是身体对受伤或感染的反应，也与抑郁症、痴呆和行为障碍等疾病有关。这或许可以解释为什么低剂量的阿司匹林（一种消炎药）似乎可以延缓认知能力下降。

许多"聪明药"可能会产生令人讨厌甚至有害的副作用，而且大多数"聪明药"都只经过有限的检验。

经颅直流电刺激

大脑靠电运行。将微小电流送入颅内特定区域可以增强大脑的自然活动。经颅直流电刺激通过电极将电传输到大脑，是一种安全无痛的治疗方法，可能的好处包括减少焦虑、激发记忆力和注意力，以及减轻头痛，尽管这些效果的程度仍然有疑问。

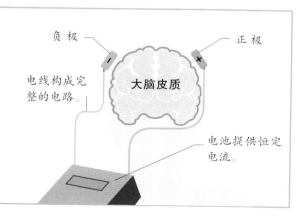

负极

正极

电线构成完整的电路。

大脑皮质

电池提供恒定电流。

维护感官

随着年龄的增长，我们的感官往往变得不那么敏锐。为了让我们的大脑功能正常运作，一定要使我们的视力、听力和其他感官功能都处于最佳状态。

欧洲约有一半人戴眼镜，几乎每位75岁以上的人近距离视物时都需要戴眼镜。

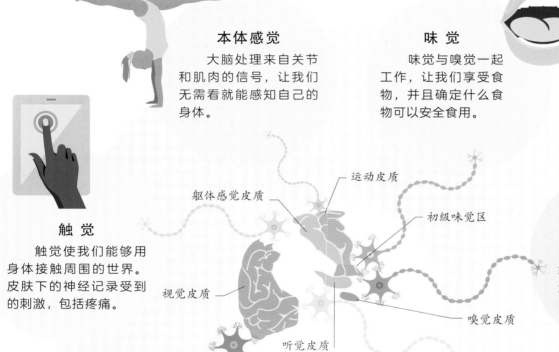

本体感觉
大脑处理来自关节和肌肉的信号，让我们无需看就能感知自己的身体。

味觉
味觉与嗅觉一起工作，让我们享受食物，并且确定什么食物可以安全食用。

运动皮质
躯体感觉皮质
初级味觉区

触觉
触觉使我们能够用身体接触周围的世界。皮肤下的神经记录受到的刺激，包括疼痛。

视觉皮质
嗅觉皮质
听觉皮质

嗅觉
气味信号直接进入情绪脑区，给我们带来快乐，还可以检测危险，例如来自气体或烟雾的危险。

视觉
视觉是大多数人了解世界的主要方法，视力下降与认知能力下降相关联。

我们周围的世界

我们的眼睛、耳朵、鼻子、舌头和末梢神经不断地向我们的大脑提供来自环境的信息。大脑将这些信息转化为视觉、听觉、嗅觉、味觉，以及我们的身体意识。如果信息流减少，处理它们的脑细胞就会变得不那么活跃，因此我们的感觉就会变得不那么生动。

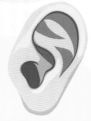

听觉
人类交流通常依赖于听觉，因此失去听觉很容易造成社会孤立。

失效的感官

我们的感官往往会逐渐失效。在感官的障碍开始影响日常生活之前，我们很容易忽略我们的问题。当一个人跌跌撞撞的时候，当一个人因为读报纸费力而不再读报纸的时候，当一个人因为对方说的话太难懂而走神的时候，当一个人不明白其他司机为什么对他鸣笛的时候，他应该意识到他有感官障碍问题，此时他的大脑可能已经受到轻微损伤。因此定期监测你的感官，一旦发现问题就立即进行治疗，这是非常重要的。

		问 题	行 动	疗 法
听觉		你是否觉得对话或电视节目难懂？你在人群中是否很难听清楚？	做听力检查。如果你怀疑基本测试没有发现你的听力问题，请要求进行多次检查。	助听器。
视觉		你是否觉得阅读、识别物体或认人很难？你看见的图像是否模糊？你是否觉得自己很笨拙？	做视力检查（见第46页）。	眼镜，白内障手术，激光治疗。
味觉		你是否觉得食物吃起来很平淡？你的厨艺变差了吗？	看医生（例如，检查你是否有病毒、感染、鼻窦炎或牙齿问题）。	接受药物治疗（例如治疗感染的抗生素），改善口腔卫生，进行味觉练习（见第47页）。
嗅觉		你是否闻不到燃烧、垃圾或腐坏食物的气味？	检查你的嗅觉（见第47页）。如果你担心，请去看医生。	必要时进行治疗，例如用治疗鼻窦炎的喷鼻剂；在家中进行嗅觉练习。
平衡		你是否发现自己跌跌撞撞、摇摇摆摆或者动作不如平时协调？	测试你的本体感觉（见第47页）。如果有必要，请去看医生。	医学治疗（例如，治疗头部受伤或感染），锻炼身体来改善末梢神经与大脑的交流。

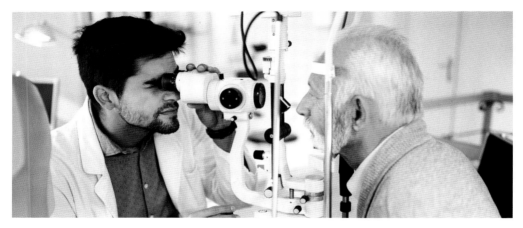

眼部体检

白内障在老年人中很常见，如果不对它进行及时治疗会导致视力模糊和失明。如果你视力模糊、感觉灯光刺眼或感觉颜色看起来褪色，请去看眼科医生。他们将检查你的眼睛和视力，并且在需要时建议你接受进一步治疗。

检查感官

不要把你的感官不当成一回事，它们是你通往外部世界的大门，因此应该自己定期检查，以确保它们正常工作。

练习 1—检查你的视力

随着年龄的增长，你的视力越来越有可能出现问题。第一个迹象通常是阅读困难。你可能需要将书拿得较远或用较亮的灯光才能看清楚。你可以在药店或网上购买老花镜，但是应该至少每两年让专家检查一次你的眼睛。许多视力问题如果及早发现，可以得到最好的治疗，而有些视力问题则可能是糖尿病等潜在疾病的并发症。

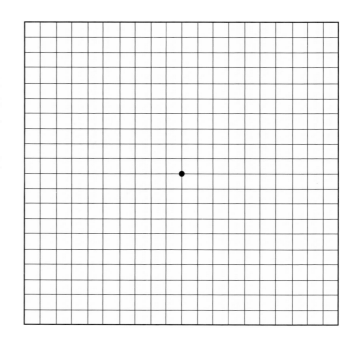

网格测试

你现在就可以测试黄斑变性，它是一种常见病症，会影响中心视力。请集中注意力看右侧网格中间的点。如果这个点周围的线条看起来呈波浪状，请立即去看医生，尽快治疗可以阻止病情恶化。

练习 2—检查你的触觉

对触摸的敏感度，包括压力、温度和疼痛，会随着年龄的增长而变化。由于流向皮肤感受器官的血流量减少，或者因为皮肤感受器官本身或读取信号的脑区变得不如以前敏感，所以对触摸的敏感度就会降低。也有相反的情况，例如因为皮肤变薄而变得比以前敏感。如果你怀疑自己变得不如以前敏感，一定要监测洗澡水的温度。重要的是要注意任何变化，以防止失去触摸敏感度使你处于危险之中而不自知。

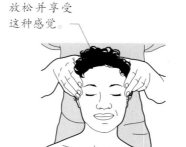

放松并享受这种感觉。

① 轻轻地触摸，例如按摩头部，会释放大脑化学物质，对你的身体有益，并且使你产生愉悦感。

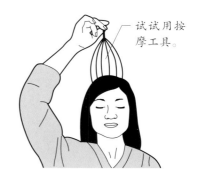

试试用按摩工具

② 你可以自己在家中获得相同的舒缓效果，以速度约为每秒3厘米的动作进行轻抚按摩是最理想的。

练习 3 —检查你的嗅觉和味觉

与其他感官不同，嗅觉直接激活大脑的情感部分，制造意义和愉悦感。味觉与嗅觉相辅相成，使我们能够享受美食。这两种感官都可以帮助我们发现危险，例如腐烂的食物或危险的烟雾，但是因为味蕾和鼻子中感知气味的神经随着年龄的增长而萎缩，所以它们会逐渐减弱。简单的练习可以使嗅球（大脑中感知气味的部分）增大。

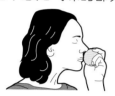

柠檬

玫瑰花

薄荷

肉桂

① 你可以通过专注于闻不同的气味和味道，来增强你的嗅觉和味觉。选择4件你喜欢闻的物品，每件物品闻1分钟。

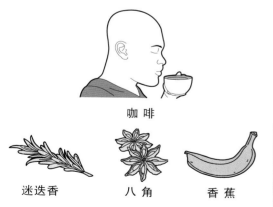

咖啡

迷迭香　　八角　　香蕉

② 第二天，闻另外4件物品。逐渐建立不同气味的"图书馆"，并且定期检查你是否能够识别它们。

练习 4—检查测试你的本体感觉

本体感觉，也就是第六感，告诉我们自己的身体正在发生什么，告诉我们自己的身体在空间中的位置以及它正在做什么。就像我们所有的感官一样，随着年龄的增长，本体感觉的效率往往会降低，这使我们比以前容易摔倒受伤。本体感觉在很大程度上是无意识的，我们每次移动时都会用到它，但是我们可以故意使身体失去平衡来有意识地改善它，迫使大脑中的本体感受通路更加努力地工作，而且它们工作得越努力，就会变得越好。

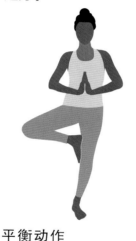

平衡动作

用单腿站立来测试你的本体感觉。如果你在几秒钟后开始摇晃，请每天练习更长的时间。

① 闭着眼睛很难找到手指。将左手举起，手指分开，然后用右手的食指触摸你的鼻子。
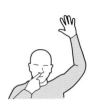

② 闭上眼睛，用右手的食指触摸左手的拇指，然后将右手的食指移回鼻子处。

③ 闭上眼睛，用右手的食指触摸左手的一根其他手指，然后移回鼻子处。对每一根左手指重复这个动作。
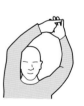

人群中的孤独

隐性听力损失不会降低一个人在安静的环境中听到声音的能力，因此常规听力检查发现不了隐性听力损失。患隐性听力损失的人在噪声环境中听不清楚。如果你不喜欢在嘈杂的房间里说话，或者你经常听错一个词，你就可能已经有隐性听力损失。如果你曾经暴露在很大的噪声中，那么最有可能出现这种情况。有些新的助听器可以应对隐性听力损失，因此如果你接受听力检查得到"良好"的结果后仍然觉得有听力问题，一定要询问医生你是否可能患有隐性听力损失症。

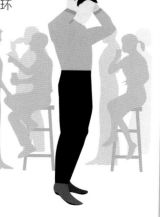

社会联系

进化已经使我们的大脑适应了群体生活，使我们的大脑需要他人的刺激。失去伴侣的人在晚年表现出比其他人更严重的认知能力下降。

社交的益处

拥有亲密的朋友和健康的社交网络对大脑有益。当一个人对新事物保持积极的兴趣时，他更有可能寻找兴趣相投的人与之交谈，而这些人反过来又使他的大脑保持清醒、好奇、兴奋。

拥有志趣相投的朋友会鼓励彼此体验新事物，从而使大脑兴奋。

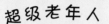

超级老年人

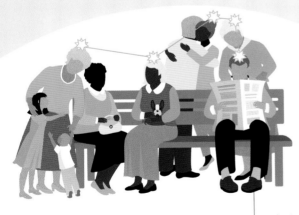

研究发现，与同龄人相比，超级老年人拥有更多亲密的朋友。

交朋友……

超级秘密

有少数老年人的大脑似乎抗拒衰老，他们因此被称为"超级老年人"，他们在80岁时仍然像大多数中年人一样敏锐。研究发现，超级老年人常常对社交关系的满意度极高，这可能是因为他们的高质量的社交生活增强了他们的大脑。

社会刺激

如果一个人没有人陪伴，他就不太可能去旅行和尝试新事物，这可能会使他失去保持大脑活跃所需要的刺激。孤独也可能使人们不太愿意照顾自己，造成例如饮食不良等问题，这反过来又可能导致影响大脑的生理变化。

据报道，有孤独感的人在以后的生活中更有可能出现健康问题。

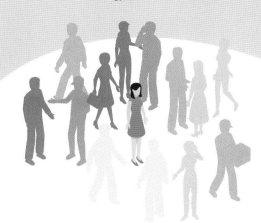

孤 独

人类已经进化为社会物种，这意味着如果没有群体的保护，人们会本能地感到不安全。

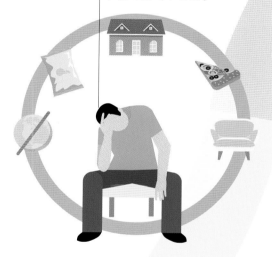

……对大脑有益

孤独的大脑

一个人即使在人群中也可能会感到孤独。孤独和社会孤立不是一回事。不过，这两种情况似乎都对大脑不利，可能是因为在这两种情况下，精神激励往往会减少。当然，其他保持大脑活跃的方法也有可能抵消独处的许多风险。

大脑的生理变化

研究表明孤独和孤立会导致大脑发生生理变化，包括大脑特定区域的体积减小和压力激素水平升高，进而对身体其他部位产生连锁反应。压力激素长期处于高指标已经被证明会损害大脑。

前额皮质的脑容量减少。这个脑区对决策和社会行为很重要。

海马小于正常体积，这与受损的学习能力和记忆力有关联。

孤独的人的杏仁核比较小。杏仁核是大脑中产生情绪的部分。

孤独的人的大脑

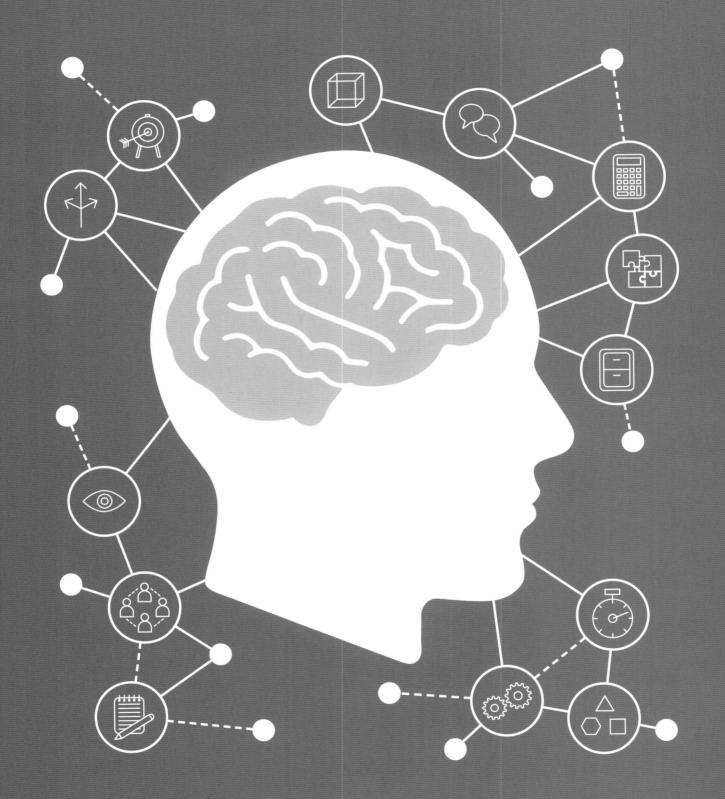

思维能力

心理过程

思维只是被统称为"认知"的心理过程中的一种。认知是大脑活动的总称，所有有意识的和无意识的体验和行为都由它产生。

是晶态，还是液态？

有些心理过程涉及检索你已经知道的信息，这类过程被称为"晶态认知"，而涉及处理新信息的过程被称为"液态认知"。有些心理过程可能涉及两者。相应的认知过程中表现出来的能力被分别称为"晶态智力"和"液态智力"。老年人通常保留晶态智力，而他们的液态智力会随着年龄的增长而下降。

我们的大脑通常只能将注意力集中在一项任务上，而同时做多项任务实际上是不断地轮流做每一项任务。

认知的范围

从晶态到液态的心理过程范围也可以粗略地分为记忆、技能和执行功能。

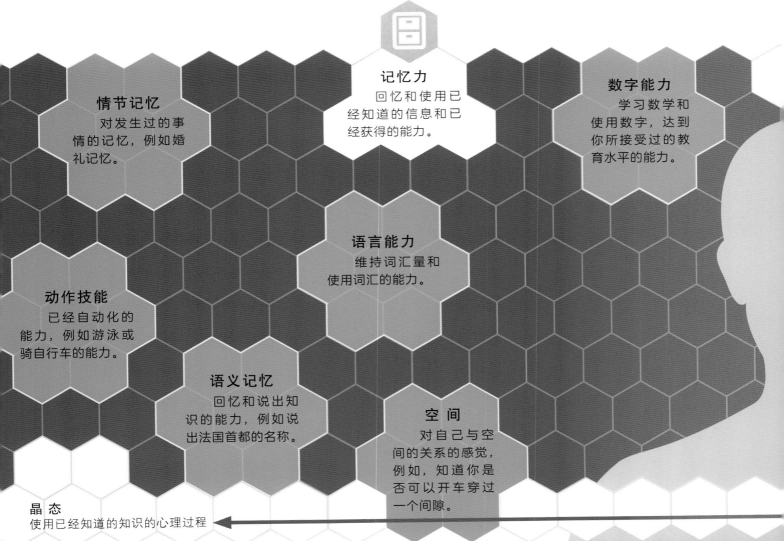

记忆力
回忆和使用已经知道的信息和已经获得的能力。

数字能力
学习数学和使用数字，达到你所接受过的教育水平的能力。

情节记忆
对发生过的事情的记忆，例如婚礼记忆。

语言能力
维持词汇量和使用词汇的能力。

动作技能
已经自动化的能力，例如游泳或骑自行车的能力。

语义记忆
回忆和说出知识的能力，例如说出法国首都的名称。

空间
对自己与空间的关系的感觉，例如，知道你是否可以开车穿过一个间隙。

晶态
使用已经知道的知识的心理过程

对认知能力下降的预期

在预测与年龄相关的认知能力下降方面，老年人比年轻人更乐观。有一项对 3000 多名 40 岁以上的人的调查发现，年轻人认为他们的认知能力将会下降的年龄比 70 岁以上的人认为的提前了整整 15 年。所有年龄段的人都认为，他们的记忆力会先下降，而他们的智慧和知识要到更大的年龄才会下降。在所有参与者中，91% 的人认为有一些方法可以帮助他们保持或提高认知能力。

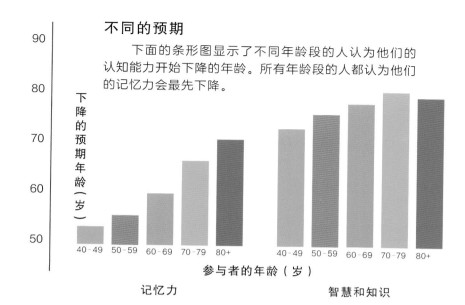

不同的预期

下面的条形图显示了不同年龄段的人认为他们的认知能力开始下降的年龄。所有年龄段的人都认为他们的记忆力会最先下降。

下降的预期年龄（岁）

90 80 70 60 50

40-49 50-59 60-69 70-79 80+　　40-49 50-59 60-69 70-79 80+

参与者的年龄（岁）

记忆力　　　　　　　　　智慧和知识

技 能
从记忆中找到解决问题的知识，并将其调整应用于当前任务的能力。

执行功能
管理自己的行为和当前的资源。

抑制与自我意识
例如，感到愤怒但控制情绪，这是因为愤怒是社交上不适当的表现。

构 造
对物体的心理操作，例如知道如何用 6 块板制作立方体。

计 划
在判断的基础上形成行动方案，例如，今天是晴天，可以出去散步。

工作记忆
将信息只记住到需要使用它的时刻为止，例如听到电话号码后，拨打这个号码。

解决问题
对信息进行心理操作，以达到目的，例如，计划如何高效地整理书柜。

判断与决定
评估和比较。例如，辨别两个物体中哪一个比较大，或者决定从菜单中选择哪道菜。

液 态
涉及处理新信息的心理过程

我正常吗？

智力随着衰老而下降，这是正常的，但是我们也应该注意是否有非正常的认知能力下降的情况。

认知能力下降

年龄会改变我们大脑的工作方式，不一定是因为大脑器官"磨损"或生病，而是因为我们的基因被编程为在不同的年龄用不同的方式工作。例如，老年人考虑更多的因素，因此可能需要更长的时间来做出决定。然而，最明显的变化是与年龄相关的简单退化，就像我们的皮肤上出现皱纹一样。大部分认知能力在中年之前都保持稳定，然后以稍微不同的速度下降。

研究结果

认知能力以不同的速度变化。下图是一项对不同年龄的人同时进行测试的研究结果。它表明有些能力可以很好地保持到老年。如果只跟踪一组人，随着他们的年龄增长进行测试，结果略有不同，他们的感知速度首先下降。

什么是正常的？

对一个人是正常的事情对另一个人并不一定是正常的。每个人的智力都不同，认知能力不仅随时间而变化，还取决于其他因素，例如他们是否有压力或生病等。有些症状（见右页的例子）可能是大脑"不健康"变化的迹象。如果你担心自己的智力有问题，请去看医生。

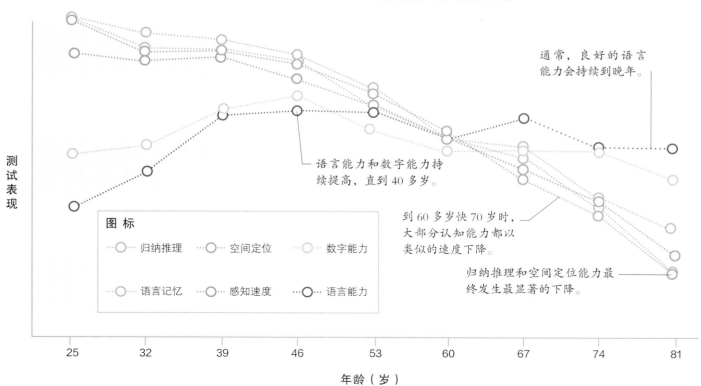

通常，良好的语言能力会持续到晚年。

语言能力和数字能力持续提高，直到40多岁。

到60多岁快70岁时，大部分认知能力都以类似的速度下降。

归纳推理和空间定位能力最终发生最显著的下降。

测试表现

图标

······○ 归纳推理 　······○ 空间定位 　······○ 数字能力

······○ 语言记忆 　······○ 感知速度 　······◎ 语言能力

年龄（岁）

25　32　39　46　53　60　67　74　81

		正常症状	非正常症状
记忆力		· 偶尔丢失钥匙。 · 进入房间后，忘记自己进房间的目的。 · 不认识一位熟人。	· 忘记自己通常把钥匙放在哪里。 · 发现自己在某个地方，却不知道自己是如何到达这个地方的。 · 不认识亲密的朋友或家人。
语言能力		· 忘记很少用的词。 · 偶尔会将词的顺序弄错。 · 有时听不懂快速或不熟悉的对话。	· 经常忘记常用词。 · 无法造句。 · 尽管知道词，但是无法说出来。 · 无法听懂简单的故事。
数字能力		· 需要写下数字才能将它们相加。 · 数钱的时候，必须数多次才能确信自己数对了。 · 倒着数数有困难。	· 无法说出两个数字中哪个比较大。 · 无法用笔和纸进行加法、减法或除法运算。 · 想不起来自己每天都使用的 4 位数密码。
解决问题		· 有时很难找到问题的原因，例如，过了一阵才意识到汽车无法启动是因为它的汽油用完了。	· 无法识别一个简单的问题。 · 无法思考如何开始寻找解决方案。 · 遇到小问题时惊慌失措，例如意大利面在炉子上沸腾了而不知所措。
决策		· 偶尔无法做出决定。 · 用菜单点菜的时候犹豫。	· 永远无法做出决定。 · 由于不能做出选择而无法在商店完成购买。
专注力和注意力		· 在做一件事的中途忘记了你打算做什么。 · 用水壶烧好了水后，忘记将水倒入茶壶。	· 无法心无旁骛地完成基本任务。 · 无法心无旁骛地穿好衣服。 · 无法心无旁骛地泡一杯茶。
反应时间与思考速度		· 领悟得慢。 · 注意到自己打翻了一只玻璃杯，但是因为动作太慢而无法阻止它破碎。	· 感觉车流过快而无法过马路或开车。 · 无法接住一只被轻轻地、准确地扔向你的球。
空间视觉化		· 上楼梯时，偶尔踩错一步。 · 撞到桌子。 · 不像往常那样有效地将物品放入购物袋。	· 弄不明白一件简单的自组装家具是如何组合在一起的。 · 无法用最少的纸包一个包裹。

记忆力

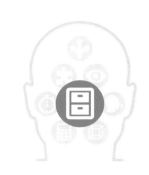

你所做的一切都要用到记忆力。记忆力是十分重要的。在做下面 4 页的测试题时，要有意识地使用记忆力。记住每道测试题的难易程度，都做完后再给自己打分。

① 笑脸圈

在一张纸上画五个空白圆圈，如右下图所示，然后用不超过30秒钟的时间研究左边的"笑脸"。时间到了以后，遮盖这些笑脸，并且在你绘制的五个空白圆圈中尽可能准确地画出这些笑脸。

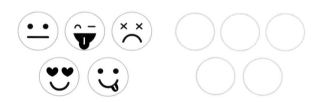

② 数字挑战

用你喜欢的方法，在不超过30秒钟的时间内记住右图计算器显示屏上的12位数字。时间到了以后，把数字遮盖起来，尽可能准确地将这个数字按顺序写出来。

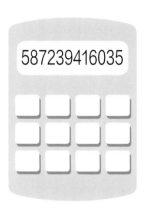

③ 木星的卫星

首先遮盖灰线下方的长度数字，然后继续阅读本题。灰线上方的列表给出了木星的8颗最大卫星的名称以及它们的近似直径，以千米为单位。记住这个列表，时间不限，然后把它遮盖起来，看看你是否记得哪颗卫星的直径是多少。

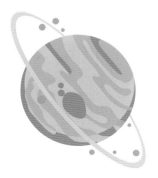

木卫三	5262
木卫四	4821
木卫一	3643
木卫二	3121
木卫五	167
木卫六	140
木卫十四	99
木卫七	80

哪些卫星分别具有右侧的直径?

3121 千米	140 千米
99 千米	167 千米
5262 千米	

④ 形 状

首先遮盖右下方的12个形状，然后用不超过1分钟的时间研究左下方的12个形状。时间到了以后，遮盖左下方的形状，揭开右下方的形状。想想有多少个形状有变化? 是哪几个形状?

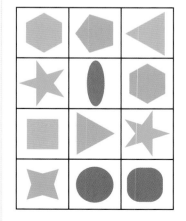

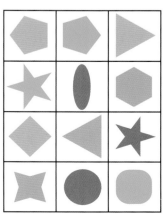

⑤ 面孔记忆

记住与左下方的6张面孔所对应的名字，时间不限。记住以后，覆盖左下方的面孔。右下方是这6张面孔的副本，你能想起来每张面孔的名字吗？

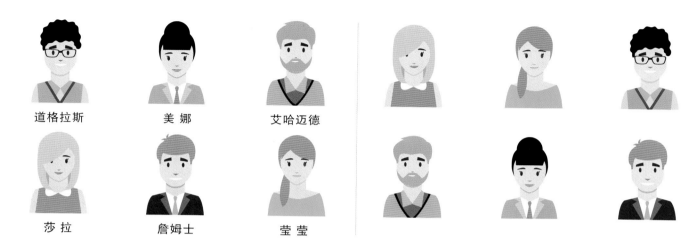

道格拉斯　　美 娜　　艾哈迈德

莎 拉　　詹姆士　　莹 莹

⑥ 物品的位置

首先遮盖左下方的问题单，然后查看右下方的平面图和其中的每件物品的位置，时间不限。然后遮盖平面图，回答问题单上的问题。你能回答几个问题？在纸上写下你的答案。回答完所有问题后，查看结果。

1. 护照在哪个房间？

2. 餐厅里有哪两件物品？

3. 书房里除了雨伞，还有什么物品？

4. 平面图上有多少件不同的物品？

5. 哪件物品在平面图上最右边？

6. 如果你从门廊进入，走到哪件物品跟前需要最长的时间？

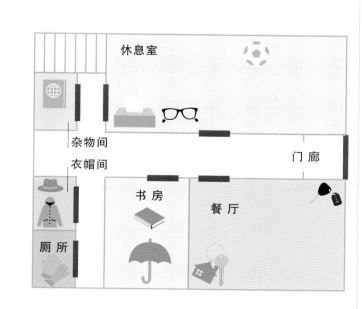

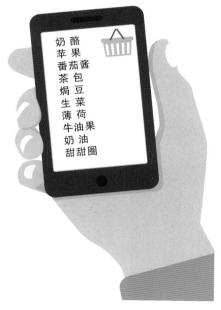

⑦ 购物单

最多花2分钟的时间记住上面的购物单。然后把它遮盖起来，看看你能想起来这10种食品中的多少种。

⑧ 蔬菜首字母缩略词

请花1分钟的时间研究右侧的3列英文蔬菜单，然后覆盖它们，看看你能想起来多少种蔬菜。最下面一行是用每列中每个单词的首字母拼出的五个字母的单词。你可以不必覆盖最下面一行，而是将它们当作提示。

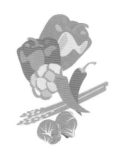

CARROT（胡萝卜）	TURNIP（芜菁）	SQUASH（瓜）
OKRA（秋葵）	ROCKET（火箭生菜）	MUSHROOM（蘑菇）
ASPARAGUS（芦笋）	AUBERGINE（茄子）	ONION（洋葱）
CABBAGE（卷心菜）	ICEBERG（冰山生菜）	KALE（羽衣甘蓝）
HORSERADISH（辣根）	LENTIL（小扁豆）	YAM（薯蓣）
COACH	**TRAIL**	**SMOKY**

⑨ 密码问题

密码和识别码很难记住。请记住下列的密码，时间不限。然后将它们覆盖起来，看看在给出名称提示的情况下，你能否将它们想起来。

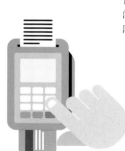

银行密码 ············· L3Tm3ln
自动取款机识别码 ············ 1712
门禁密码 ·········· #31795＊
网站登录密码 ··········· d0g5ar3gr8！

银行密码 ···········
自动取款机识别码 ···········
门禁密码 ··········
网站登录密码 ···········

⑩ 食材量

覆盖剪贴板下部的不完整食材单，然后用不超过1分钟的时间，研究上部的完整食材单。时间到了以后，覆盖上部，并且揭开下部。你能填上空缺的食材和量吗？在一张纸上写下你的答案，然后看看你的答案是否正确。

量	食 材
5 个	鸡蛋
750 克	面粉
0.5 升	牛奶
2 汤匙	糖
1 茶匙	酵母
250 克	葡萄干

量	食 材
2 汤匙	
_____	牛 奶
250 克	
_____	鸡 蛋
	酵 母
750 克	

⑪ 额外的物品

首先覆盖下面的第二行物品，然后用不超过2分钟的时间研究第一行物品。时间到了以后，把第一行覆盖起来，揭开第二行。第二行物品中有多少是新的？你能指出它们吗？

⑫ **南美洲**

做记忆测试时，记住真实世界的信息会很有用。如果你记不清南美洲的主要国家和地区，那么你需要借助右侧图片，记住它们，时间不限。当你准备好以后，覆盖有名称标记的地图，看看你是否能想起来这些南美洲的国家和地区名称。你可以用空白地图作为提示。

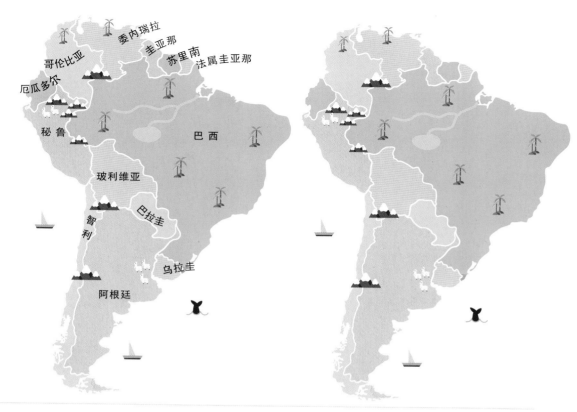

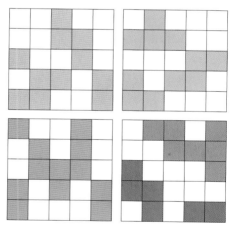

⑬ **网格记忆**

先在一张纸上绘制4个5×5的网格，然后依次看上面的每个网格，每个不超过5秒钟。当时间到了以后，覆盖这些网格，然后在纸上相应的网格中的方格上染色，看看你是否可以准确地复制这些网格的图案。

⑭ **打扑克牌**

打扑克牌时，记住出过的牌会很有用。研究下面的牌，时间不限，然后将它们覆盖起来，看看你能想起来这12张牌中的多少张。

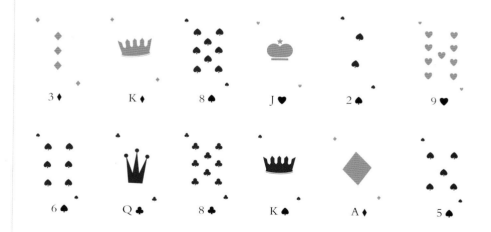

3◆   K◆   8♠   J♥   2♠   9♥

6♠   Q♣   8♣   K♠   A◆   5♠

你觉得这些测试题如何呢？请对每道测试题的难易程度从1(最难)到3(最简单)进行评分，然后将分数相加。

14—22分：你需要锻炼你的记忆力。请尝试完成第4章中所有标有记忆力图标的技法训练和趣味活动。

23—32分：你的记忆力是平均水平。请尝试完成第4章中标有记忆力图标的技法训练和趣味活动，来提高你的记忆力。

33—42分：你的记忆力非常好，但是要想保持这种水平，请继续练习。

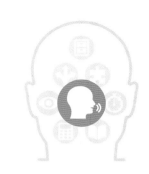

语言能力

清楚交流的能力是一项重要的能力，拥有丰富的词汇是这种能力的核心。请用这个对页上的谜题测试你的语言能力。

① Z 字形

在每个有阴影的方格中填写一个字母，以形成7个英语单词，而每个单词的最后两个字母是下一个单词的前两个字母，顺序相同，如阴影连线所示。

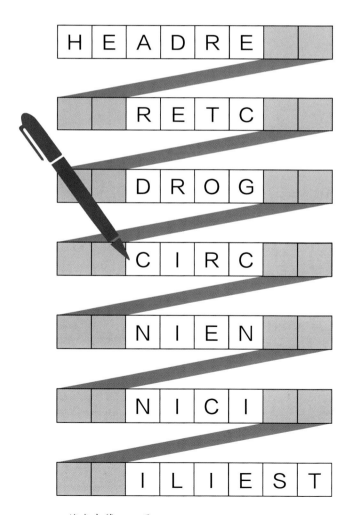

★ 答案在第 180 页

② 单词链

在每个链环里写一个英语单词，以此填满这两条单词链。每个单词都必须有4个字母，其中3个字母与它上方单词中的字母相同，顺序也相同，只有1个字母不同。例如，你可以将JOIN在下一环改为LOIN，然后再改为LOON，依此类推。

| JOIN | QUIT |

| FIRM | SOON |

★ 答案在第 180 页

③ 移位的字母

以下所有英文单词都用了同一个密码规则：每个字母都被在字母表中有固定位数差的字母替换了，例如，A变成B，B变成C，依此类推，直到Z变成A。你能破解下面的密码吗？答案是5只鸟的名称。

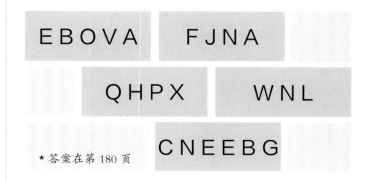

EBOVA   FJNA

QHPX   WNL

CNEEBG

★ 答案在第 180 页

④ 探 路

从圆圈中的字母D开始，找到一条走过每个方格一次的路径，沿着路径拼出一系列家具的英文名称。方格之间的路径只能是水平的或垂直的。图中已经显示了第一件家具"DRESSER（抽屉柜）"。

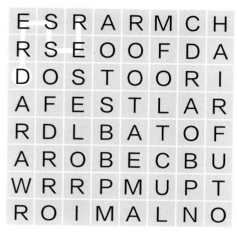

★ 答案在第 180 页

⑤ 字母汤

你能够用这些字母来组成5个表示颜色的英文单词吗？每个字母只能用一次，所有字母都需要被用到。

★ 答案在第 180 页

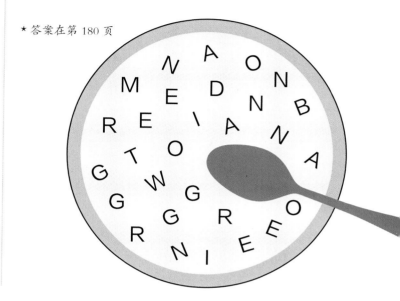

⑥ 字母圈

你能用圈里的字母组成多少个英文单词？每个单词都必须使用中心的字母"V"加上两个及以上剩余的其他字母，而且任何单词中都不能有重复使用的字母。其中有一个单词会使用到圈里的所有字母。

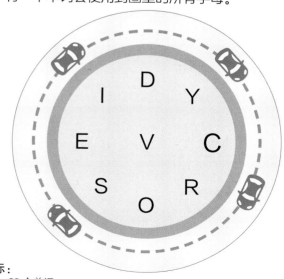

目 标：
良好：20 个单词
优秀：30 个单词
精湛：40 个单词

★ 答案在第 180 页

⑦ 五个五

你能用这个单词滑卡拼出5个不同的5字母英文单词吗？为了拼写单词，请想象每个竖条上下滑动，使字母显示在中间的窗口中。图中已经拼写出一个单词来帮助你入门。

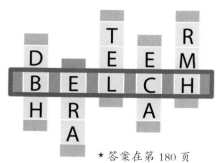

找到 5 个单词后，请接受更难的挑战，看看是否还能再找到 4 个单词。

★ 答案在第 180 页

你做对了多少道谜题？

　　0—3 道：你需要大量的练习来提高你的语言能力。请重点练习第 4 章中带有语言能力图标的活动。

　　4—5 道：你有很好的基础语言能力，但是还可以多练习。请做第 4 章中带有语言能力图标的活动来提高你的语言能力。

　　6—7 道：你的语言能力非常好。如果你喜欢单词挑战，可以做第 4 章中带有语言能力图标的活动来进一步提高自己。

数字能力

善于处理数字问题不仅对于管理你的钱财很重要，而且对于有逻辑地思考生活中的许多挑战也很重要。请试做这些数学练习题。

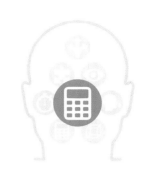

① 数字飞镖

从飞镖盘的每个环中选一个数字，使它们的和等于右侧给定的目标总数，例如，你可以从中心环中选15，从中间环中选8，从外环选32，使它们的和等于总数55。

目标总数

60

70

85

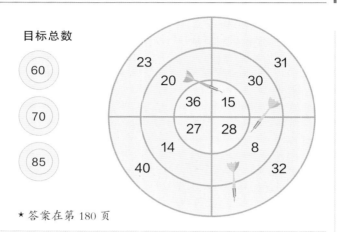

★ 答案在第 180 页

② 数字圈

将数字1到9分别放入每个圆圈中，每个数字只能用一次，使每条线上的数字总和等于右侧和下侧对应的给定总数。试试看。你可以在草稿纸上推算。

③ 年 龄

阿里、比利和查理是兄弟。4年前，比利比现在的查理大2岁，而查理现在的年龄是阿里现在的年龄的3倍。2年前，比利的年龄是阿里的年龄的8倍。他们每个人现在的年龄分别是多少？

比 利　查 理　阿 里

★ 答案在第 180 页

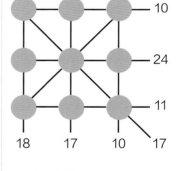

★ 答案在第 180 页

④ 数字链

从每条数字链左侧的数字开始，依次做运算，直到到达"结果"链环。尝试在不使用计算器和不做任何书面笔记的情况下完成每条数字链的运算。请写下你的答案。

| 36 | −14 | ÷11 | +50% | ×6 | −50% | 结 果 |

容 易

| 20 | −70% | ×5 | ÷3 | +61 | −25 | 结 果 |

中 等

| 47 | +26 | −7 | ×½ | ×7 | ×³⁄₇ | 结 果 |

难

★ 答案在第 180 页

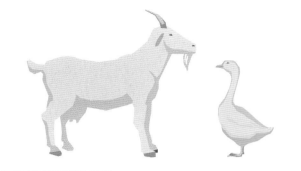

⑤ 腿的数目

田地里的鹅和山羊的总数是23只，它们一共有76条腿，那么田地里有多少只山羊？假设所有山羊都有4条腿，所有鹅都有2条腿。

★ 答案在第 180 页

⑥ 数立方体

下图中，假设所有"隐藏"的立方体都存在，没有立方体是悬空的，而且开始的结构是完美的4×4×4立方体排列，后来有些立方体被搬走，变成了现在的结构。那么这一结构是由多少个立方体构成的？

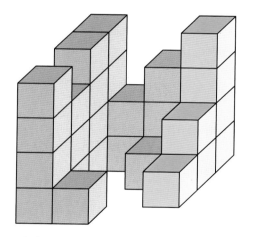

★ 答案在第 180 页

⑦ 迷你围点棋

将数字1到9分别填入每个方格中，每个数字只能填一次。规则如下：由白点连接的2个方格中的数字的差为1；由蓝色点连接的一个方格中的数字恰好是另一个方格中的数字的2倍；没有点连接意味着以上两种关系都不适用。你能做到吗？你可以在草稿纸上复制这个网格，进行推算。

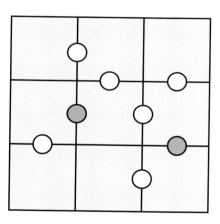

★ 答案在第 180 页

⑧ 漂浮的数字

将两只或多只气球上的数字相加，分别得到下面的目标总数。对每个目标总数，气球上的每个数字只能用一次。

目标总数

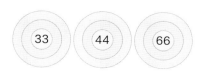

33　44　66

★ 答案在第 181 页

⑨ 后 代

你能算出A太太有多少个孙女和外孙女吗？你知道她有：

·6个儿子，他们各有3个姐妹。除了1个儿子之外，所有儿子都有3个女儿，而且这些女儿都各有2个兄弟。

·3个女儿，她们各有2个儿子。这些儿子是A太太的外孙，他们各有3个姐妹。

·1个儿子，他没有孩子。

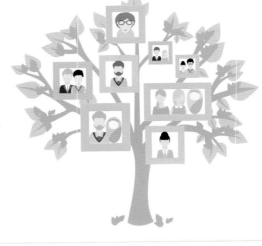

★答案在第 181 页

⑩ 算术方格

将数字1到9分别填入9个空的橙色方格中，每个数字只能填一次，使所有运算都正确。当做每行或每列的算术运算时，结果应该等于给定的值。你可以在草稿纸上演算。

	×		÷		=	21
×		+		×		
	×		−		=	43
+		−		×		
	+		+		=	7
=		=		=		
74		9		15		

★答案在第 181 页

⑪ 速 度

下面哪个运载工具的平均速度最高？

·15分钟行驶6千米的汽车

·20分钟行驶9千米的船

·1小时行驶26千米的火车

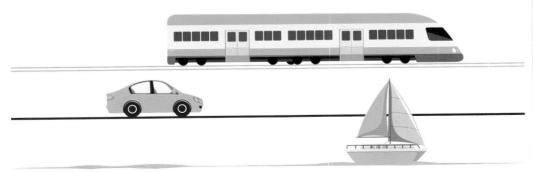

★答案在第 181 页

⑫ 葡萄的价钱

你买了一袋葡萄，吃了一半，你的朋友吃了剩下的葡萄的五分之一，然后你们每人又吃了4颗，现在只剩下8颗葡萄了。

你买这袋葡萄花了2英镑。假设这个价钱只是葡萄的价钱，不包括葡萄的茎或袋子，那么一颗葡萄的价钱是多少？

（注: 1英镑等于100便士）

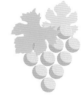

★答案在第 181 页

⑬ 面包店

如果一个装有3个硬面包圈和4个甜甜圈的袋子重344克，而一个装有2个硬面包圈和1个甜甜圈的袋子重136克，那么一个装有1个硬面包圈和2个甜甜圈的袋子的重量是多少？

假设所有甜甜圈的重量相同，而且所有硬面包圈的重量也相同。并假设袋子的重量可以忽略不计。

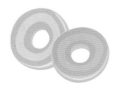

★答案在第 181 页

⑭ 油 漆

两名油漆工A和B正在油漆房子的外墙。如果他们同时工作，则需要6个小时漆完房子的正面。如果A一个人工作，那么他需要8个小时。

假设每名油漆工以恒定的速度刷漆，B独自油漆完房子的正面需要多长时间？

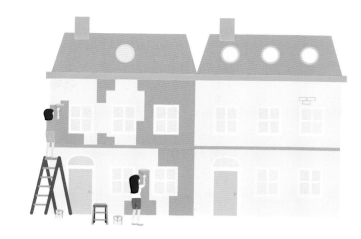

★ 答案在第 181 页

⑮ 心 算

从每座建筑物最上面的数字开始，依次向下做每个运算，直到到达地面的"结果"，写下你的答案。试试在不使用计算器且不做任何书面笔记的情况下完成全部运算。

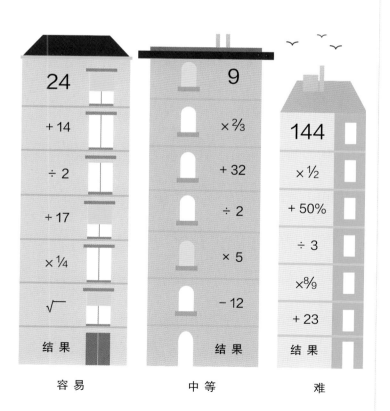

容 易　　　中 等　　　难

★ 答案在第 181 页

⑯ 纸牌屋

如果你用52张普通扑克牌来搭建一座纸牌屋，你最多能搭建多少层呢？将站立的牌和平放的牌都各算作一层，因此下图的纸牌屋是5层。假设底层必须是站立的牌，而不能是平放的牌。

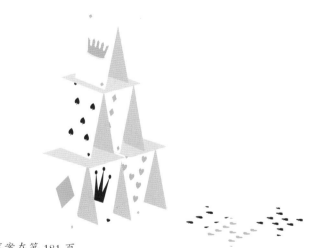

★ 答案在第 181 页

你答对了几道题？

　　1—6 道：你需要大量的练习，才能提高你的数学能力。请专注练习第 4 章中带有计算器图标的数字活动。

　　7—12 道：你有很好的基本数学能力，但是可以多练习。请做第 4 章中带有计算器图标的数字活动来提高你的数学能力。

　　13—16 道：你在处理数字时的清晰思考能力非常出色。如果你喜欢数字挑战，可以做第 4 章中带有计算器图标的数字活动进一步提高自己。

解决问题

清晰和有逻辑的思考能力在很大程度上可以通过练习而获得。请仔细分析这一节的每个问题，并且找出答案。

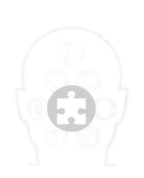

① 生日谜题

明年马特将会过29岁生日，尽管就在两天前，他才26岁。这怎么可能？

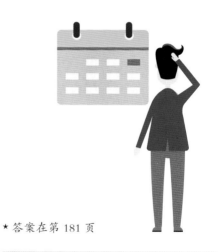

★ 答案在第 181 页

② 倒水问题

你有三只容器，一只可容纳2升液体，一只可容纳5升，一只可容纳7升。最大的容器，即7升容器，装满了水。假设你可以在容器之间倒水而不洒出来，那么你如何准确地测量出6升水呢？你不能用"目测"来估计水的体积。每次在容器之间倒水时，你都应该将接收容器倒满，或者将倒水容器倒空。你不能将水倒到别处，也不能从别处取水。

2 升   5 升   7 升

★ 答案在第 181 页

③ 路径问题

你能只用4条直线来画出一条穿过每只瓢虫中心的路径吗？你可能需要用尺子或其他直边来画直线。

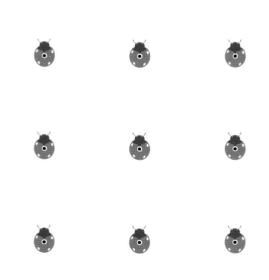

★ 答案在第 181 页

④ 真话问题

案件发生后，警察讯问了5个人，但是每个人的供述都不同，每个人都以不同的发言结束他们的供述。这些人中有人说真话了吗？会是哪个人？

我们中间有 4 个人说了真话，1 个人说了假话。

我们中间有 3 个说了真话，2 个人了说假话。

我们中间有 2 个人说了真话，3 个人说了假话。

我们中间有 1 个人说了真话，4 个人说了假话。

我们都说了假话。

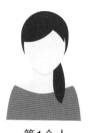

第1个人

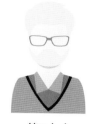

第2个人

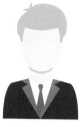

第3个人

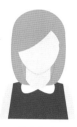

第4个人

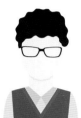

第5个人

★ 答案在第 181 页

---

⑤ 切蛋糕

想象一下，你有一个完美的圆柱形蛋糕，如图所示。如何只切3刀就把它分成8等份呢？

★ 答案在第 182 页

⑥ 扑克牌谜题

一位盲人拿到一副52张普通扑克牌，并且被告知其中有25张牌是正面朝上的。他被要求将牌整理成两堆，使每堆都有相同数量的正面朝上的牌。他如何做到这一点呢？扑克牌的正面和背面摸起来的感觉完全相同。

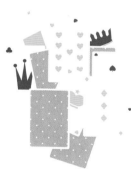

★ 答案在第 182 页

⑦ 半瓶困境

我同意为我的朋友留下半瓶果汁，他对精确度的要求非常高。假设开始时瓶子是满的，我如何确定留在瓶子里的果汁是整瓶果汁的一半？瓶子的横截面随着高度有变化，所以像右图那样直接用眼睛观察来估计半瓶果汁的量可能不够准确。

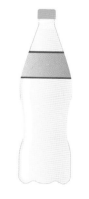

★ 答案在第 182 页

⑧ 硬币挑战
假设你有 4 枚相同的硬币：

如何排列这4枚硬币，使每枚硬币都与其他硬币接触？

★ 答案在第 182 页

⑨ 板条箱

你有12个苹果和3只不同大小的板条箱，如图所示。你如何将这12个苹果分别放入板条箱中，使每只板条箱只装6个苹果呢？

  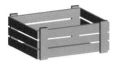 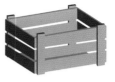

★ 答案在第 182 页

⑩ 长 裤

想象一下你穿着一条长裤。你如何能将左手放在右口袋里，右手放在左口袋里，而不必交叉双臂呢？

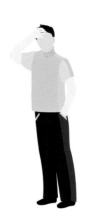

★ 答案在第 182 页

⑪ 燃烧的绳索

你有两根绳子，已知每根绳子从头到尾燃烧完需要30分钟。你还知道绳子的燃烧速度是不均匀的，也许用1分钟就可以烧完一半，而要用29分钟烧完另一半。

你如何使用这两根绳子来精确地测出22.5分钟的时间，而无需猜测？如果你愿意，你可以点燃绳子的两端。

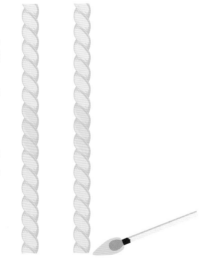

★ 答案在第 182 页

⑫ 瓶子与豆子

你有一只用传统的软木塞密封的玻璃酒瓶，但是瓶子里没有酒，而是有一颗豆子。

在不砸碎玻璃或取下软木塞的情况下，你能将豆子从瓶子中取出来吗？

★ 答案在第 182 页

⑬ 数 猫

你的邻居告诉你："我的猫除了2只外都是白色的，除了2只外都是姜黄色的，除了2只外都是玳瑁色的"。你的邻居有几只猫？

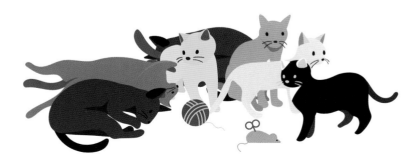

★ 答案在第 182 页

⑭ 搜索日历

你的朋友告诉你，他的生日在五月，但是要求你用猜大小游戏来猜出是哪一天。每次你说出一个日子，他都会告诉你这个日子正确、太大或太小。假设你使用对分法来猜测，你在第几次回答时就能说出正确答案？

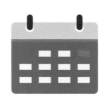

★ 答案在第 182 页

⑮ 螺丝钉与水

给你满满一杯水，杯子里有一颗不锈钢螺丝钉。如何才能在不使水溢出、不接触玻璃杯、不将任何东西放入杯子中的情况下，从杯子中取出螺丝钉？

★ 答案在第 182 页

⑯ 比萨饼问题

你有一个方形比萨饼，你已经吃了四分之一，如右图所示。你的4位朋友也想吃。你应该如何将剩下的比萨饼切成形状和大小都完全一样的4块，给每位朋友一块呢？

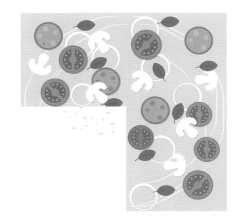

★ 答案在第 182 页

⑰ 不洒桶

想象一下，你有一只几乎装满了水的无盖桶。你如何将它翻转成底朝天，然后再将它翻转回原来的朝向，并在这个过程中不使里面的水洒出来？你只有一只普通的桶，顶部是开口的，没有盖子和其他覆盖物。

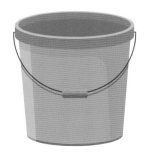

★ 答案在第 182 页

你答对了几道题？

1—6 道：你做得很好，但是最好找到更多类似的问题来练习。请完成第 4 章中所有标有拼图图标的解决问题活动。

7—13 道：你有很好的解决基本问题的能力，但你可以多练习，试试第 4 章中标有拼图图标的解决问题活动。

14—19 道：你有非常出色的解决问题的能力，请用第 4 章中标有拼图图标的解决问题活动来保持你的能力。

⑱ 不太可能的平均值

你正在阅读一本关于世界植物区系的书，结果读到世界上75%的树木比平均值矮。这种说法让你感到惊讶，难道不应该是世界上一半的树木的高度低于平均值，而另一半的树木高于平均值吗？

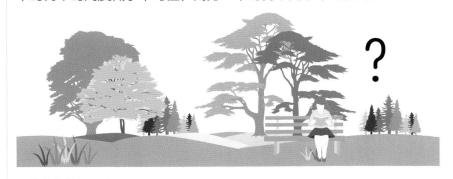

★ 答案在第 182 页

⑲ 沙漏困境

你有两只沙漏，一只漏完沙子要8分钟，另一只则要14分钟。你如何只用这两只沙漏来测出20分钟的时间？

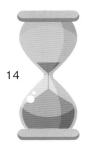 

★ 答案在第 182 页

决 策

我们都会不时地面临现实生活中的问题，能够理性地思考这些问题对于做出明智的决定至关重要。请用这些谜题测试你的推理能力。

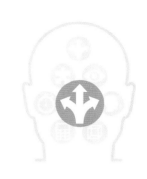

① 真话与谎言

三个人接受讯问，其中一个总是说谎，另一个人有时说谎有时说真话，第三个人从不说谎。他们每个人的发言如下。这三个人中哪个人是从不说谎的？

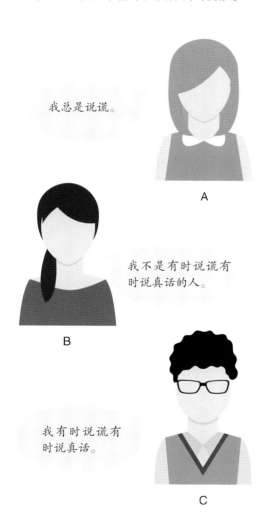

我总是说谎。

A

我不是有时说谎有时说真话的人。

B

我有时说谎有时说真话。

C

★ 答案在第 183 页

② 有偏差的硬币

你需要通过抛硬币来公平地决定哪支球队先开球，但是你手边唯一的硬币的重量是不均匀的。当你抛这枚硬币时，抛出某一面的次数比另一面要多。如何用这枚硬币帮助你做一个公平没有偏向的决定，使两种选择的概率相同呢？

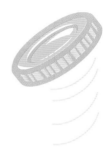

★ 答案在第 183 页

③ 双胞胎兄弟

你是一对同卵双胞胎兄弟的朋友，你无法用肉眼分辨他们，但是你知道他们其中一个总是说谎，而另一个总是说真话。你在街上遇到他们中的一个，你问道："我们今晚还要去看电影吗？"他回答道：

当而且仅当我是说真话的双胞胎兄弟时，我会去看电影。

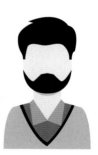

双胞胎兄弟A

这个人会不会去看电影？

★ 答案在第 183 页

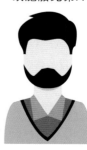

双胞胎兄弟B

④ **有标签的罐子**

　　如右图所示，你有3只调料罐，所有罐子都贴错了标签。你需要盐，但是希望只尝1只罐子里的调料就能找到盐。你应该尝哪只罐子里的调料以确保找到盐？

盐　　　　糖　　　　糖和盐

★ 答案在第 183 页

---

⑤ **钻石决定**

　　你的朋友在你面前倒扣了3只杯子，其中一只杯子下面有钻石。你可以选择一只杯子。如果你选择的杯子下有钻石，你就赢得了钻石。

　　现在你选择了一只杯子，你的朋友知道钻石在哪里，他翻开其余两只杯子中的一只，向你展示它下面没有任何东西。然后他给你改变选择的机会。你应该坚持你原来的选择，还是改选另一只杯子呢？

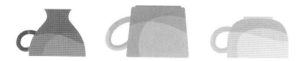

★ 答案在第 183 页

---

⑦ **壁球**

　　你正在和同事彼得和保罗一起打壁球。他们承诺，如果你能在接下来的三场比赛中连续赢得两场比赛，他们就会请你吃饭。

　　你必须轮流与彼得和保罗打。你可以选择"保罗、彼得、保罗"这个比赛顺序，或者"彼得、保罗、彼得"这个比赛顺序。你知道保罗比彼得更有可能打败你，你应该选择哪个顺序？

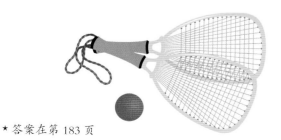

★ 答案在第 183 页

---

⑥ **骰子选择**

　　一位朋友跟你打一个特别的赌：你用一只普通的六面骰子掷三次，如果得到一次6，他就会给你买一辆车；如果三次都没有掷出6，你就必须给他买一辆车。这样的打赌对你公平吗？

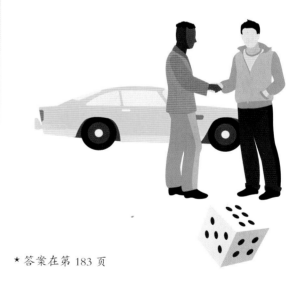

★ 答案在第 183 页

你答对了几道题？

　　0—2 道：你做得很好，但是最好找到更多类似的谜题来练习。

　　3—4 道：你有很好的基本决策能力，但是可以多加练习。

　　5—6 道：你有很好的逻辑推理能力，所以应该能够做出明智的决定。

注意力与专注力

我们周围有这么多让我们分心的事情，使我们很难集中注意力来专注于手头的工作。下面这些谜题将帮助你集中注意力，排除外界的干扰。

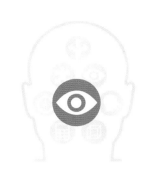

① 搜索数字

在网格中找到所有在网格下面列出的数字。这些数字可以是沿着任何方向书写的，包括斜线，并且可以顺读或逆读。

6	9	3	6	6	8	5	1	0	7	2	9
1	2	8	9	0	8	5	8	8	8	2	6
1	1	2	6	3	9	7	6	5	3	1	8
4	7	5	8	7	2	0	9	2	7	4	7
2	0	1	8	1	8	6	5	9	1	4	1
1	3	8	1	7	0	8	6	7	2	8	4
6	7	3	4	6	0	8	6	4	6	4	0
3	9	3	9	6	5	6	0	2	7	2	3
0	1	6	8	9	6	6	2	5	3	7	6
9	8	8	0	8	9	9	5	4	1	7	3
6	2	0	9	0	7	3	8	6	8	6	8
8	1	8	7	0	0	7	9	1	2	1	7

11263	71219
1438	79224
27015	85621
33680	85744
37145	86687
60905	86868
70379	89418
70960	96859

★ 答案在第 183 页

② 电路板

下面右侧的4块补块中哪一块正好合适完成电路板的中间的空白？你可以旋转补块，但不能将补块翻面。

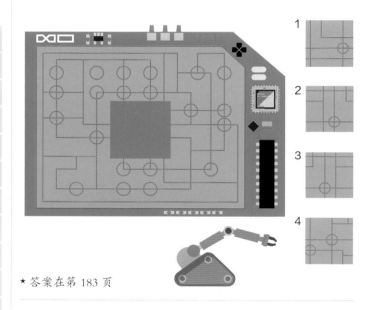

★ 答案在第 183 页

③ 异类

下面的四个形状中哪一个是异类？为什么？

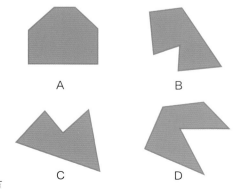

A B C D

★ 答案在第 183 页

④ 虫洞迷宫

你能找到从入口到出口穿过这个迷宫的通路吗？当你到达一个虫洞时，如果你愿意，你可以"瞬时转移"到任意一个颜色相同的虫洞，你也可以忽略这个虫洞，直接跨过去。

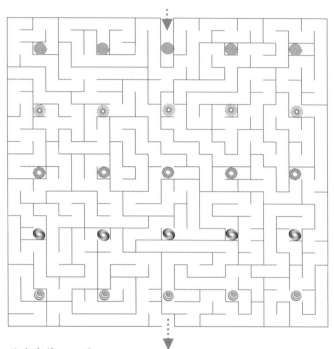

★ 答案在第 183 页

⑥ 转弯次数

你能说出在解这个迷宫时需要向左转或沿着弯曲的路径向左走多少次吗？忽略死胡同。从顶部进入，从底部出去。看看你是否可以在不做笔记，也不在迷宫上做标记的情况下解决这个问题。

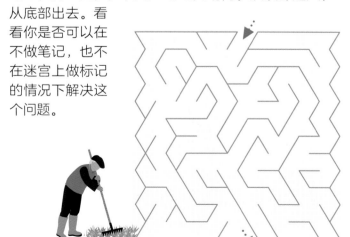

★ 答案在第 183 页

⑤ 立方体难题

如果你剪下这个展开图，并且将它折叠成一个完整的6面立方体，会产生以下5个选项中的哪一个？

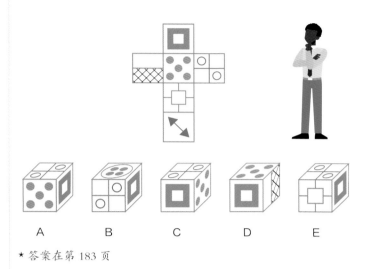

A   B   C   D   E

★ 答案在第 183 页

⑦ 空白面

如果我们用下面的5个正方形中的一个替换最左边立方体上的空白面，则所有三个立方体图片都将显示同一个立方体的不同视图。这个正方形是哪一个？你可以旋转这个正方形。

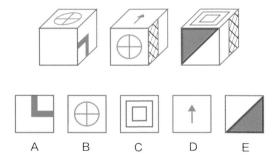

A   B   C   D   E

★ 答案在第 184 页

你感觉这些谜题如何？请给每道谜题从 1（难）到 3（容易）打分。

1—7 分：你应该进一步练习，请尝试做第 4 章中标有眼睛图标的注意力和专注力活动。

8—14 分：你有很好的注意力和专注力。请尽可能少分心，完成第 4 章中标有眼睛图标的注意力和专注力活动。

15—21 分：你的注意力和专注力非常好。为了保持这种状态，请继续进行第 4 章中标有眼睛图标的注意力和专注力活动。

思考速度与反应时间

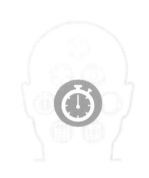

快速决策可能是一种生存技能，但是思维速度通常是随着年龄的增长而最先开始下降的认知能力。你能快速解开这两页上的谜题吗？

① 失踪的多米诺骨牌

一副普通多米诺骨牌共28张，你可以在这个网格中找出其中27张。哪张多米诺骨牌不在网格中呢？多米诺骨牌是两个横向或竖向相连的方格，每个方格中有0—6个白点，例如下图网格中的两个粉红色方格。其中"0"代表空白。请你自己计时。

3	3	2	1	6	4	6	5
5	4	5	1	0	0	6	2
0	4	0	2	3	5	5	2
3	4	2	0	3	4	3	2
1	2	4	5	0	1	2	0
6	5	0	1	4	3	5	6
1	1	6	6	5	3	4	1

★ 答案在第 184 页

② 桥迷宫

看看你能多快地找到从迷宫顶部入口到底部出口的路。你可以沿着路径穿过桥下或在桥上走过。

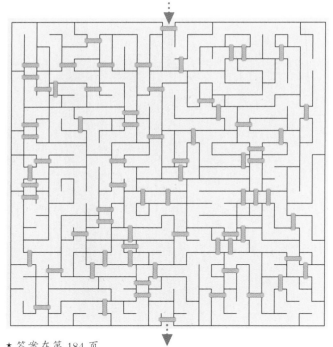

★ 答案在第 184 页

③ 失序

给自己计时，看看你能多快地找出右边的序列中缺少哪个字母。当你找到答案后，停止计时。

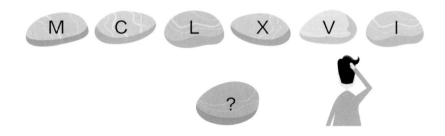

★ 答案在第 184 页

④ **数独错误**

　　想象一下将右侧的两个网格重叠在一起，其中一个网格里的所有空白都被另一个网格里的数字填满，形成一个完整的数独网格，但是这个完整网格有错误，因为在任何行、列或彩色3×3框中都不应该有重复的数字。你应该更改哪个数字，或者做何种改变，来得到有效的解决方案？启动计时器。找到答案时，停止计时。

★ 答案在第 184 页

	6		5		3		4		8		9		7		2		1
4		7		1		8		6		3		9		2		5	
	1		6		8		3		2		5		4		9		7
3		6		9		1		8		5		2		4		7	
	8		3		7		9		1		2		6		4		5
9		4		5		6		3		7		8		1		2	
7		3		8		2		4		2		1		9		6	
	9		4		6		5		1		5		1		3		7		2
6		8		2		3		9		4		7		5		1

---

⑤ **国家维恩图**

　　下面的维恩图中左边的国家具有特征A，右边的国家具有特征B，而中间的国家兼具A和B。请问特征A和特征B分别是什么？

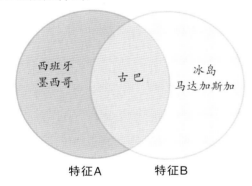

特征A　　　　　特征B

★ 答案在第 184 页

---

⑦ **异 类**

　　你能多快地识别出每一行中的异类？

1. 印度洋 – 地中海 – 大西洋 – 太平洋 – 北冰洋
2. 金–铜–青铜–银–铂
3. 香蕉–草莓–金丝雀虉草–柠檬–黄水仙
4. 吉娃娃–金毛寻回犬–哈士奇–英国短毛猫–藏獒
5. 阿根廷–巴拉圭–委内瑞拉–玻利维亚–智利

★ 答案在第 184 页

---

⑥ **寻找差别**

　　这两个图有5个不同之处。你能在1分钟时间内找到几个？

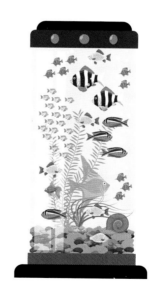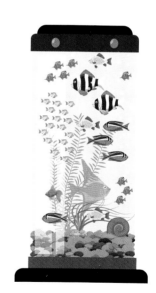

★ 答案在第 184 页

你感觉这些谜题如何？请给每道谜题从 1（难）到 3（容易）打分。

　　1—6 分：你需要进一步练习。请试试本书中的其他谜题，看看你的解题速度有多快。

　　7—12 分：你的思考速度不错。请尝试做第 4 章中标有秒表图标的思考速度活动。

　　13—21 分：你的思维速度很快。通过第 4 章中标有秒表图标的思考速度活动来保持你的思考速度和反应时间。

空间视觉化

世界是三维的，但是我们一生中的很多时间都在从平面书籍或屏幕上获取信息。练习二维和三维之间的转换很重要，例如看地图。

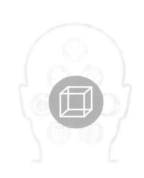

① **锥体展开图**

想象一下，将这些展开图形状剪下来，然后沿着黑线折叠。有多少个展开图可以折叠成完整的四面锥体？是哪几个？

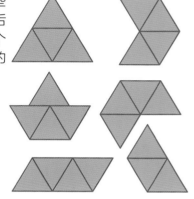

★ 答案在第 184 页

② **剪 纸**

假设你面前有一张正方形纸，然后你将它连续对折三次。接下来，在它上面只剪一条直线，最终得到右下方的形状：你如何进行三次折叠？在哪里剪一条直线？看看你是否能先在头脑中构建解决方案，然后用一张纸来测试你的想法。

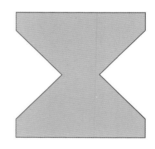

★ 答案在第 184 页

③ **立方体展开图**

想象一下，将下面这些形状剪下来，然后沿着黑线折叠。它们中除了三个之外，都可以被折叠成完整的6面立方体。哪三个不能被折叠成完整的立方体？

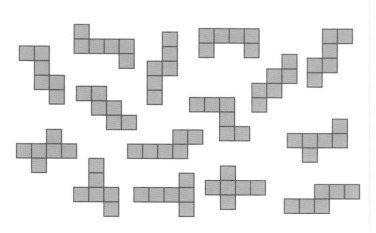

★ 答案在第 184 页

④ **有图案的立方体展开图**

在不要真的剪下来的情况下，你能说出下面4个展开图中的哪一个可以折叠成与下图完全相同的立方体吗？

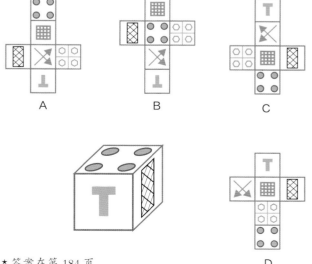

A   B   C

D

★ 答案在第 184 页

⑤ 立方体视图

如果从箭头所示方向从侧面观察这个立方体的排列，你会得到什么样的视图呢？复制下面的5×5网格，然后给被立方体占据的正方形着色。（参见右下方的例子。）

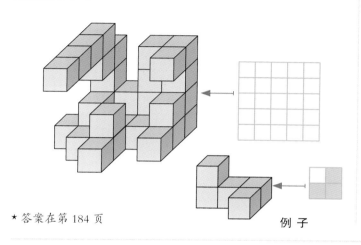

例子

★ 答案在第 184 页

⑥ 立方体结构

下面的图中有3个是同一个立方体结构的不同角度的视图，而另外1个则不是。请找出不是的那一个。

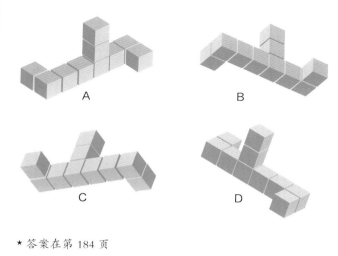

A

B

C

D

★ 答案在第 184 页

⑦ 路线指令

你正站在右图中标有红色箭头的正方形上，面向箭头所示的方向。以下三组指令中的哪一组会指引你走到一座房子？是哪座房子？

额外问题：其余两组指令将分别指引你到达哪个危险的洞？

⬆ 意思是"向前走一个格"

▶ 意思是"原地向右转 90 度"

◀ 意思是"原地向左转 90 度"

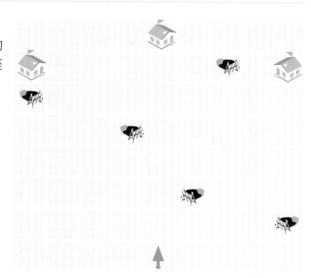

指令1

指令2

指令3

★ 答案在第 184 页

你答对了几道题？

0—2 道：请复制一些锥体和立方体展开图，然后将它们剪下来折叠，看看它们是如何构成锥体和立方体的。尝试完成第 4 章中标有立方体图标的空间视觉化活动，它们将有助于你练习空间意识和定向能力。

3—5 道：你有很好的基本空间视觉化能力，请多练习看地图，培养你的空间能力。

5—7 道：你有很好的空间视觉化能力。

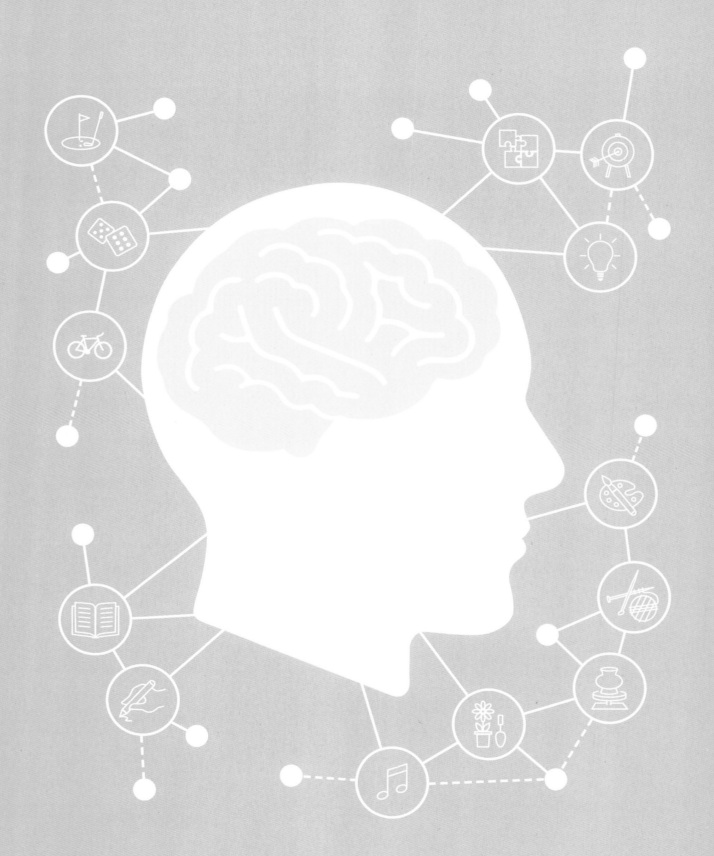

尝试新事物

学习新事物的益处

为了使你的大脑保持年轻，无论你的年龄多大，你都需要不断尝试新事物。从绘画到跳舞，有许多既富有挑战性又能带给你快乐的活动可以使你的大脑保持活跃。

手工艺和爱好
（第 116—155 页）

尝试一项新手工艺或爱好可能会使你感到非常充实，这是因为它们通常涉及创造。试试绘画、陶艺、折纸、观鸟或观星。

你准备好了吗？开始！

学习新事物的愿望和满足感本身就是重要的健脑剂，这是因为它们会使大脑产生多巴胺和血清素，也就是激活脑细胞并且让人感觉愉悦的神经递质。开发大脑的活动可以是生理的或感官的活动，而不一定是纯粹的智力活动。最重要的是去做这些活动，享受过程，然后再做一次。请记住，对大多数事情来说，多多练习才能趋于完美。为了使你的智力得到全面提高，你需要不断接受新的挑战，锻炼你的大脑，就像在健身房里锻炼肌肉一样。

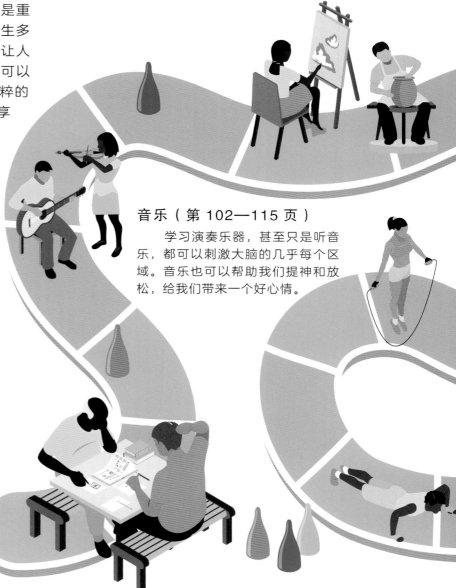

音乐（第 102—115 页）

学习演奏乐器，甚至只是听音乐，都可以刺激大脑的几乎每个区域。音乐也可以帮助我们提神和放松，给我们带来一个好心情。

谜题和游戏（第 84—101 页）

记忆游戏、数字谜题和文字谜题、非语言推理和逻辑测试是拓展思维能力的好方法。有些活动需要和别人一起做，因此也是社交的好机会。

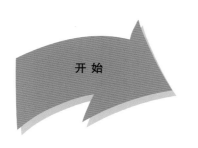

开始

有益的退休生活

退休听起来很幸福，但是有一项针对 1000 名最近退休人士的调查发现，平均而言，退休人士在停止有薪工作后的一年内就会感到无聊。如果你喜欢你的工作，并且能把它做得和以往一样好，就不要退休！但是，如果你的工作开始让你感到厌烦或筋疲力尽，那么退休将给你提供一个机会，让你培养新兴趣和学习新事物，并且在这样做的同时锻炼你的大脑。

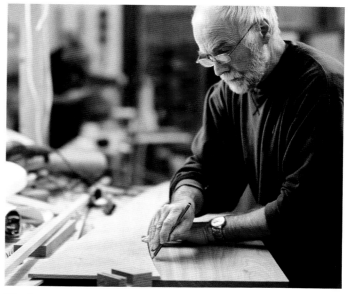

运动（第 156—169 页）

运动让我们感觉很棒，走一小段路就足以让大脑兴奋起来。高尔夫球、网球、瑜伽和舞蹈等运动是享受乐趣和结识志同道合的人的好方法。

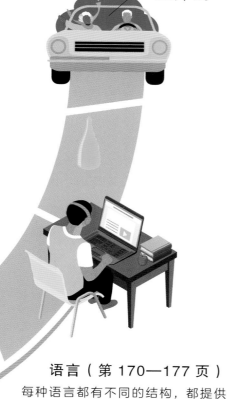

永远不要停止探索和尝试新事物。

选 择

经过多年被工作的要求所驱动的生活之后，你可能很难选择退休后做什么。艺术、手工艺（例如木工）、乡村散步、烹饪和品酒等是最受欢迎的消遣活动。

> 退休人士平均每天有七个半小时的闲暇时间。

语言（第 170—177 页）

每种语言都有不同的结构，都提供了一种独特的组织思想的方式。学习一门新语言就像创建一套新的心理肌肉。另外，新语言也丰富了你的旅游选择。

大脑训练游戏

数以千计的大脑训练游戏宣称可以让你的大脑更好地工作，但是目前尚不清楚它们是否确实能够如此。大脑的不同部分有不同的功能，所以挑战单个大脑功能的任务，例如记住很多物品，很可能会让你在这个方面做得更好，但是不一定能让你在其他方面做得更好。如果你喜欢玩这些游戏，那就继续玩吧！但是，如果你想提高你的综合认知能力，最好尝试一项涉及与他人打交道、使用工具或器械、在锻炼身体的同时也锻炼智力的活动。

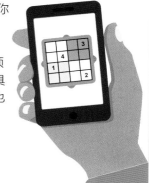

在线数字游戏

社交活动

保持亲密的友谊和积极的社交生活是保持大脑健康所需要做的最重要的事情之一。

每天给孤单的人打电话可能会让你们两人都感到不再孤独。

保持人际关系

大多数人在年轻和精力充沛的时候喜欢积极的社交生活，但是他们的社交网络随着年龄的增长而缩小。数以百万计的老年人说，他们经常连续数周不与他人交谈。但是，如果你的朋友与你距离很远，而你的家人很忙，你如何建立新的友谊并且找到有意义的社交活动呢？全球脑健康委员会提出了 12 种方法来实现这一目标。

专注于你最喜欢的人际关系或社交活动。

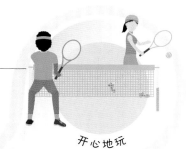

开心地玩

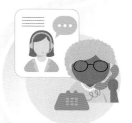

请求帮忙

如果你认识的人无法帮助你建立社交关系，那就请专业人士帮忙，例如，打热线电话，去接待中心，或联系当地的慈善中心。

通过建立新的联系、重燃旧友谊或寻求与他人互动等各种机会来消除孤独感。

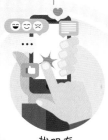

找朋友

建立并维护朋友、家人和邻居网络，你可以定期与他们交谈或寻求他们的帮助。尝试找到至少一个你可以倾诉的人。

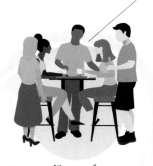

建立联系

婚姻对大脑健康有益，但是也要培养其他重要的关系，这样你就有一个良好的支持网络。

如果你行动有困难或在行走时感到不安全，应该尝试寻找一位可以提供帮助的人，以及可以帮助你与他人交往的人。

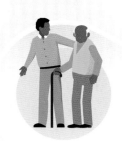

消除障碍

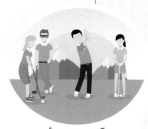

与他人交际

年轻人与老年人

从历史上看，老年人在年轻人成长中扮演着不可缺少的角色，这是有充分理由的，因为与老年人交往对年轻人和老年人都有益。年轻人可以帮助老年人了解新事物，例如最新技术，而老年人可以将他们积累的智慧传授给年轻人。人生的早期和晚期有着较多的自由支配时间，正好用来让年轻人和老年人共享。

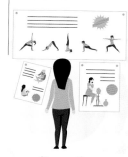

如果你已经善于交际，那么你可以尝试不同的事情，例如加入或建立你圈子里的人也会喜欢的新群组。

另辟蹊径

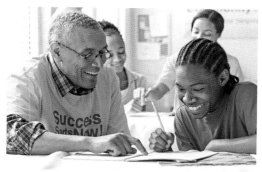

活在当下

指导年轻人是社交和保持忙碌的好方法。你很可能会发现，年轻人从你那里学到的与你从他们那里学到的一样多。

花时间与所有年龄段的人在一起，包括年轻人。将技能和知识传授给孙辈，或主动在当地社区中心提供志愿服务。

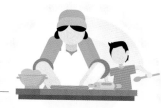

分享技能

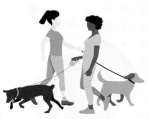

寻找爱好

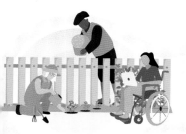

交谈

与邻居、朋友和亲戚保持联系，经常面对面与他们交谈，或者打电话、寄电子邮件和使用其他信息服务与他们交谈。

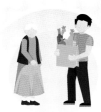

帮助他人

提供志愿服务是帮助他人并且与他人互动的好方法，例如拜访孤独的邻居，帮他们购物，或帮助他们做饭、做园艺。

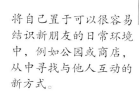

邂逅陌生人

将自己置于可以很容易结识新朋友的日常环境中，例如公园或商店，从中寻找与他人互动的新方式。

加入俱乐部或报名参加课程既能挑战你自己，也会迫使你社交。找到适合你的事情，无论是加入合唱团、参加公益活动，还是参与体育活动。

记忆挑战

就像第 56—59 页的记忆测试题一样，这两页的挑战会锻炼你的工作记忆力（见第 18 页）。工作记忆是用来在短期内记住信息以供立即使用的记忆。

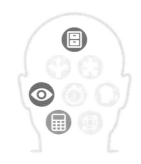

思维能力

通过锻炼观察力和注意力来训练工作记忆。

通过过滤干扰来提高专注力。

挑战 1—基姆游戏

你可以训练和提高你的工作记忆力，例如利用基姆游戏，这个游戏在军事训练中被用来磨炼观察能力，它的名称来自拉迪亚德·吉卜林的书《基姆》，书中的人物面临类似的挑战。从下面左侧的托盘开始，花 60 秒记住托盘中的 15 件物品，然后覆盖托盘，看看你能想起来其中的多少件物品。中间和右侧的托盘是较难的级别，其中有重复的物品和不同颜色的物品，用以挑战你对物品、数量和颜色的记忆力。

① 容易

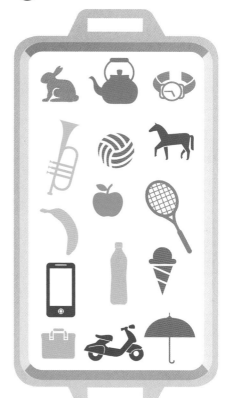

② 中等

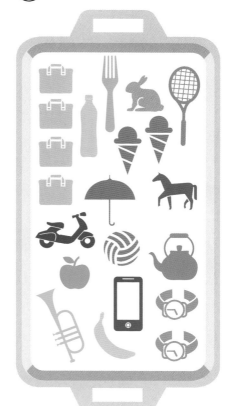

③ 难

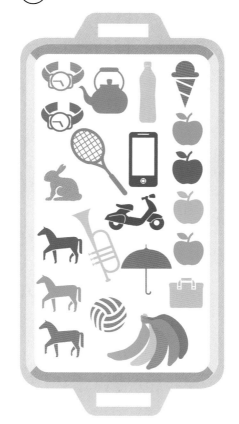

挑战 2—网格记忆

对于下面的每个难度等级，从两个网格中选择一个，然后研究它，直到你觉得你记住了它。然后将它覆盖，并且在另一张纸上尽可能准确地复制它。完成后，对另一个网格重复上述步骤。

① 容 易

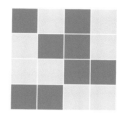 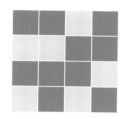

② 中 等

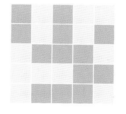 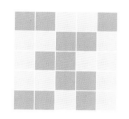

③ 难

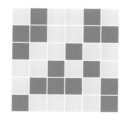 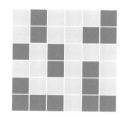

挑战 3—加法记忆

首先覆盖每一组数字中的紫色数字，记住每一组绿色数字，时间不限。确信你已经记住以后，覆盖绿色数字，并且揭开紫色数字。从记忆中将你刚刚记住的绿色数字中的两个或两个以上相加，你可以得到紫色数字中的哪一个？至少有一个正确的答案，但是也可能不止一个。

① 容 易　　　　　　　　　★ 答案在第 185 页

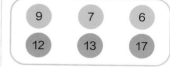 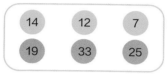

第1组　　　　　　　　　　第2组

② 中 等

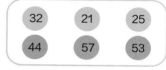 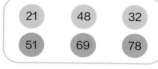

第1组　　　　　　　　　　第2组

③ 难

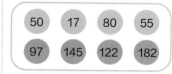 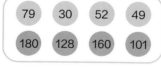

第1组　　　　　　　　　　第2组

更进一步

你在上面的挑战练习中使用的就是工作记忆，它与专心有关，也与过滤不需要的信息以专注于任务的能力有关。如果你想将信息记住更长时间，你可以使用更高级的技巧来组织信息，例如右侧的思维导图，或者将信息分成难以忘记的小块，并将它们与更难以忘记的信息联系起来，请参见第86—91页。

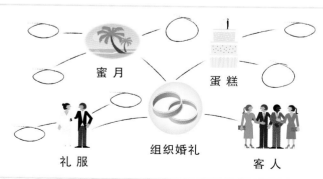

思维导图

你可以通过构建被称为"思维导图"或"心智图法"的关联网络来组织信息，使它们变得更容易记忆。

记忆技巧

记忆技巧可以帮助你提高记住特定信息的能力。试试几个不同的方法，看看哪个最适合你。

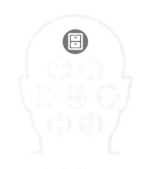

记住名字

当你刚认识一个人的时候，你也许能认出此人但想不起这个人的名字，这是因为我们的大脑处理人脸识别比处理名字要有效得多。记住人的名字的一个技巧是将他们的名字与你现有的知识联系起来，下次见面时就比较容易想起他们的名字了。

① 动物

这个人会让你想起动物吗？如果是这样，将这个人的名字与动物联系起来，越奇怪的动物越好。

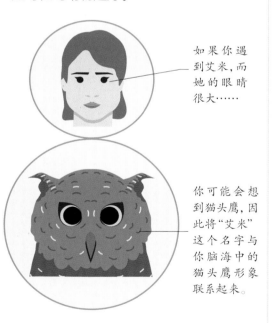

如果你遇到艾米，而她的眼睛很大……

你可能会想到猫头鹰，因此将"艾米"这个名字与你脑海中的猫头鹰形象联系起来。

② 试试看

看新上演的电视剧，了解一些人物的名字。你可以将他们的名字与哪些动物联系起来呢？

① 名人

你能想到一个同名的名人吗？将你新认识的人与这位名人的特征联系起来。

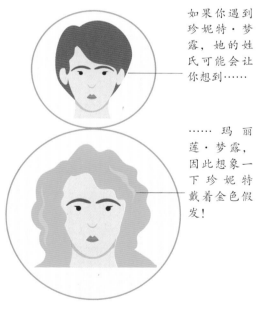

如果你遇到珍妮特·梦露，她的姓氏可能会让你想到……

……玛丽莲·梦露，因此想象一下珍妮特戴着金色假发！

② 试试看

看新闻报道，找到几个你不认识的人。试着想想与他们的名字相似的名人，并且将他们的名字与这些名人联系起来。

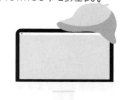

挂钩记忆法

助记符系统是一种帮助记忆的技术。其中最常见的是挂钩记忆法。这个方法包含了一套预先选定并被记熟的"挂钩"。挂钩是与数字、字母或任何一系列你不会忘记的事物相关联的容易视觉化的单词，它们帮助你以特定顺序记住事物。一旦建立了挂钩，你就可以在每个挂钩上连接或"挂上"新信息。

① 建立挂钩

如果你记住的单词序列与你的挂钩（例如数字）押韵，则它们更有可能被你牢记在心里。花一些时间看看你是否能记住下面这些在英文中押韵的数字挂钩，或记住你自己的数字挂钩。

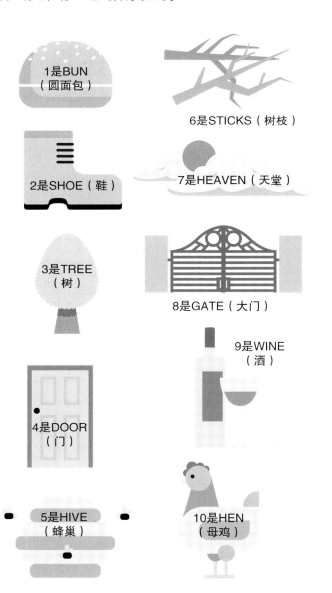

1是BUN（圆面包）

6是STICKS（树枝）

2是SHOE（鞋）

7是HEAVEN（天堂）

3是TREE（树）

8是GATE（大门）

9是WINE（酒）

4是DOOR（门）

5是HIVE（蜂巢）

10是HEN（母鸡）

② 将信息挂在挂钩上

将你想记住的信息挂在挂钩上，用稀奇古怪的方式将挂钩和你需要记住的信息（例如食谱中的成分）变成图像。

如果你想记住蛋糕的用料，你可以想象一袋糖戴着一顶圆面包（第一个挂钩）帽子！

对于第二种用料，你可以想象你的鞋（第二个挂钩）踩到人造黄油，而且你必须将鞋上的人造黄油擦干净。

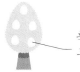

要记住鸡蛋，你可以想象树（第三个挂钩）上长了很多鸡蛋。

对于第四种也是最后一种用料，你可以想象如果将一袋面粉扔在门（第四个挂钩）口会造成什么混乱。

③ 试试看

写一个简短的购物清单，用你记住的挂钩将需要购买的物品连接到挂钩上。你能记住清单中的多少物品呢？

藏头诗

藏头诗取你需要记住的一组单词的首字母，然后将这些首字母转变为组成一个句子的每个单词的首字母。例如，"Richard of York gave battle in vain"（约克的理查德徒劳无功）的每个单词的首字母也是彩虹中每种颜色的英文单词的首字母，因此这句话是背诵彩虹颜色的藏头诗。

编故事

讲故事是人们的一种与生俱来的能力。因此，将信息编入叙事的故事中可以帮助我们进行记忆。

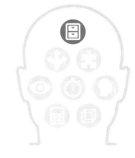

创建场景

在为期数天的识别测试中，参与者可以记住2000多张图像，准确率至少为90%。人类对图像的记忆力要比对词汇的记忆力好得多。因此，如果你需要记住一组杂乱无章的词，那么将这些词转化为一个视觉场景则将会使它们更容易记忆。

① **想象一下**

如果你需要记住蜡烛、月亮、帽、船和条纹，你可以用它们来创建一个场景。场景越奇怪，就越容易记住。

② **试试看**

试试通过创建如图所示的这类场景来记住这些词：桌子、花、轮子、头盔、日记。你也可以用同样的方法记住词汇表的词。

记忆技巧
增强记忆力

为了记住新信息而创造场景和故事

用押韵的方法增强记忆力

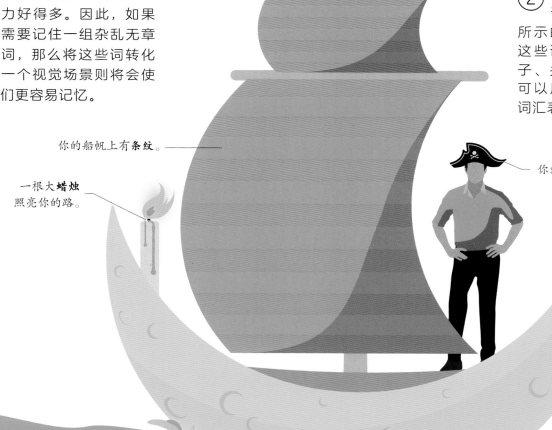

你的船帆上有**条纹**。

一根大**蜡烛**
照亮你的路。

你戴着海盗**帽**。

你将**月亮**当作
你的**船**，驾驶
着它航行。

讲故事

如果你必须按特定顺序记住一些事情，那么编一个故事会很有用。这个方法对记忆不熟悉的词汇尤其有用。你需要编一个离奇的故事，但是也必须有一定的逻辑，使事件以特定的顺序自然地展开。

① 将文字形象化

设想你必须记住表示生物分类的英文单词：Kingdom、Phylum、Class、Order、Family、Genus、Species。你可以将每个单词都想象为某种事物，即使它们可能并不完全匹配。

Kingdom（界）
Kingdom 也有"王国"的意思。你可以想象童话王国的地图，中间有一个皇冠。

Phylum（门）
Phylum 的读音有点像"film"（电影），所以你可以想象拉近镜头，就像电影的开头一样。

Class（纲）
Class 也有"班级"的意思。电影将你带入一间教室，那里有一个班级的学生在上课。

Order（目）
Order 有"秩序"的意思。班级中有些学生乱说话打断老师，而老师正在努力维持秩序。

Family（科）
Family 也有"家庭"的意思。乱说话的两名学生来自同一个家庭。

Genus（属）
Genus 的读音像"genius"（天才）。这两名学生的父母告诉他们，他们是天才。

Species（种）
Species 的读音有点像"speeches"（说话）。这两名学生深信自己是天才，所以继续说话！

② 试试看
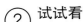
记住我们太阳系的行星：水星、金星、地球、火星、木星、土星、天王星、海王星。把每个词想象成一个具体的事物。

不断变化的记忆！

对事件的准确回忆是非常罕见的。如果记住你所经历的事情很重要，例如你目睹了犯罪，最好尽快把它写下来，包括每一个细节。这是因为记忆在不断地变化。如果你在下雨的时候回忆起一次在晴天中的徒步旅行时，雨水可能会附着于你的记忆，下一次你回忆起那段徒步旅行时，你的记忆就有可能变成在雨中徒步旅行了！

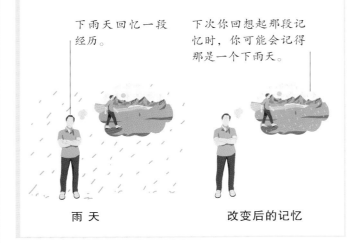

下雨天回忆一段经历。

下次你回想起那段记忆时，你可能会记得那是一个下雨天。

雨 天　　　　改变后的记忆

押 韵

为了让你的需要记忆的故事更难忘，请试着把它们变成押韵的诗歌。就像故事一样，诗歌越荒谬就越容易记忆。韵律涉及处理节奏和旋律以及声音和意义的脑区，因此很容易被回忆起来。

平淡的文字
很多人发现，仅仅靠阅读很难直接记住书中的信息。

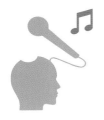
歌词
很多人发现，记住歌词比记住书中的词更容易。

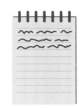
试试看
列出你需要做的事情的单子，将它们变成押韵的诗，看看你能记住多少。

记忆宫殿

记忆宫殿是一个纯想象的地方，你可以在那里放置你想记住的东西。记忆宫殿对于按照顺序记住许多东西特别有用。

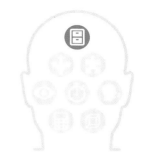

记忆技巧
增强记忆力

利用熟悉的地方来记住新信息

提高按照特定顺序回忆信息的能力

构建宫殿

你可以构建一座梦幻般的房子或花园，或者让自己熟悉一个真实的地方，用来构建你的记忆宫殿。有时候，最好的记忆宫殿是你非常熟悉的地方，例如你自己的房子或你上班的路线。

了解你的宫殿

牢牢记住你选择的地方，当你闭上眼睛时，你几乎可以想象出每一个细节，并且想象你在里面走动。每天至少做一次。

决定你的宫殿中的一条路线，这条路线将始终保持不变。

注意沿途的一些永久性地标，例如灯、壁炉和厨房的洗碗槽。

在你的记忆中重复走这条路线，直到你可以不假思索地自动走完这段路线，而且一路上地标向你迎面扑来。

每年都有记忆力最好的人参加世界记忆锦标赛。

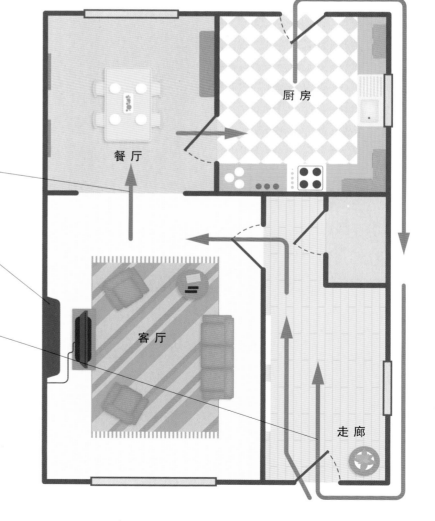

餐厅

厨房

客厅

走廊

使用宫殿

列出你所需要记住的事物以及使用它们的顺序，尽可能生动地想象每件事物，并且将它们放入你的记忆宫殿。如果它们没有固定形态，那就想办法将它们视觉化，例如，如果你想发表关于金融的演讲，并且想记住在演讲中提到通货膨胀，就把通货膨胀想象成一只越来越大的气球。图像越怪异，越引人注目，效果就越好。

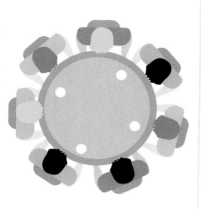

记忆宫殿法

记忆宫殿法也被称为"轨迹记忆法"或"旅程记忆法"，它被一些人归功于希腊诗人凯奥斯岛的西摩尼得斯。这位诗人所居住的建筑物倒塌的时候，他正在建筑物里与其他客人们一起用餐，他是唯一的幸存者。每位死者都被埋葬在了废墟中，但是西摩尼得斯利用他们在餐桌上的位置回忆出了每个人的名字。

填充宫殿

如果你想记住在演讲中提到气候变化的三个主要因素：化石燃料、森林砍伐和农业，你可以将这些事物视觉化，并且将它们放入你的记忆宫殿。

① **化石燃料**

你打开前门，看到走廊里正在燃烧的煤炭烧烤冒出烟雾。

② **森林砍伐**

走进客厅，你会看见一个拿着链锯的人已经砍倒了一棵树，现在正在砍你的沙发。

③ **农业**

你到了餐厅，发现有一头牛在你的餐桌上用刀叉吃饭。

④ **试试看**

写下外出一天需要的随身物品清单，然后将它们放在你的记忆宫殿中，记住它们。

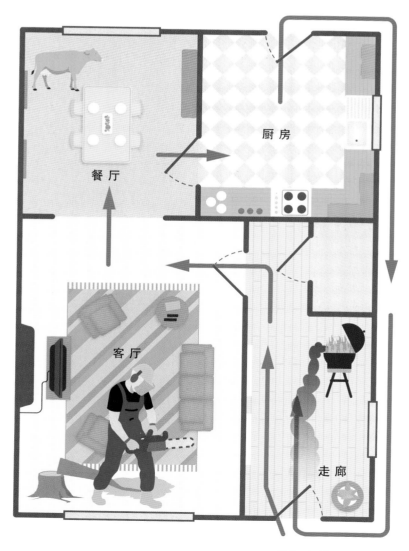

数字谜题

有数学头脑的人喜欢寻找规律，也喜欢解决数字难题。即使你不是这些人中的一员，你可能还是会意识到你需要接受这种挑战。

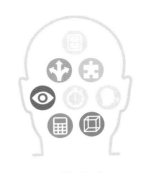

挑战 1—数字金字塔

在数字金字塔的每块空砖上写一个数字，使每块砖上的数字等于它的正下方两块砖上的数字的和。你可以先在草稿纸上复制每座金字塔，用来进行推算。

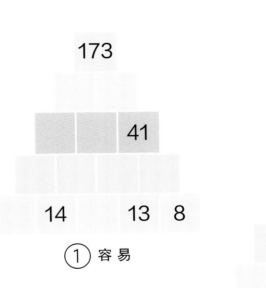

① 容易

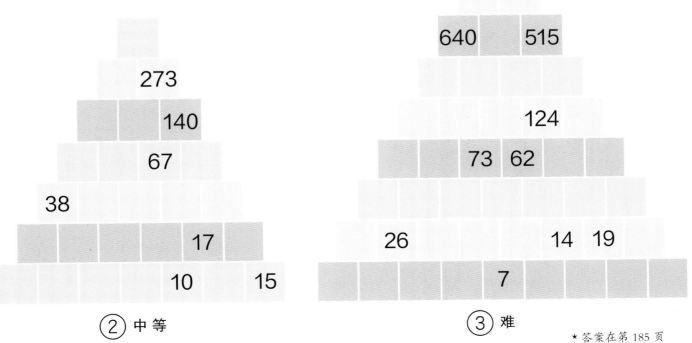

② 中等

③ 难

★ 答案在第 185 页

挑战 2—数字斜线

　　将数字 1—4、1—6 和 1—7 分别放入三个网格中的每个方格中，使任何行和列中都不会出现重复的数字。网格外侧的值给出了它们所指示的斜线上的数字的和。你可以先在草稿纸上复制每个网格，用来进行推算。

::: 对数学充满想象力 ，尝试用不同的方式
::: 看待问题。

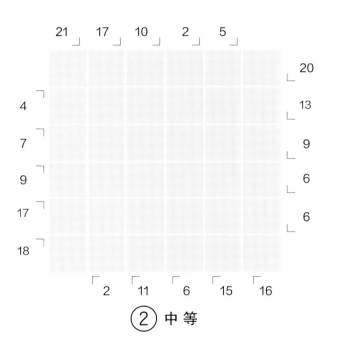

② 中 等

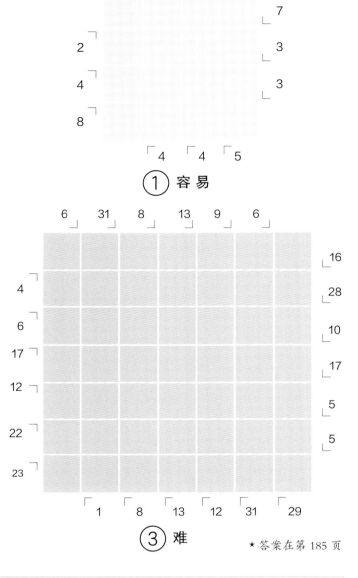

① 容 易

③ 难

★答案在第 185 页

更进一步

　　如果你想锻炼你的数学头脑，那就请停止依赖计算器和其他类似的技术，而是利用一切机会亲手解决生活中的数字问题。如果这还不够，谜题爱好者可以试试数字推理类型的脑筋急转弯。例如，"数和"游戏就需要算术和逻辑演绎能力。

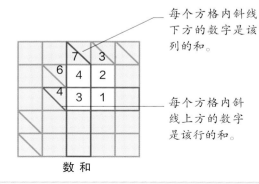

每个方格内斜线下方的数字是该列的和。

每个方格内斜线上方的数字是该行的和。

数 和

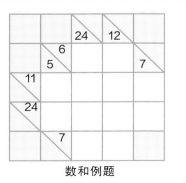

数 和例题

字 谜

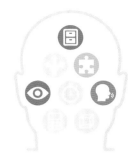

随着你逐渐成年，你的语言能力会大大提高。不过，有趣的文字游戏依然对保持敏捷的语言能力有所助益。

思维能力

巩固词汇记忆库

有助于提高专注力

锻炼口语流利度，帮助你精准思考复杂的事情

挑战 1—字母汤

你能重新排列碗里的字母来构造一组相关的英文单词吗？在每道题中，每个字母都必须被使用，而且仅仅被使用一次。下面给出了每道题的主题和单词数目。

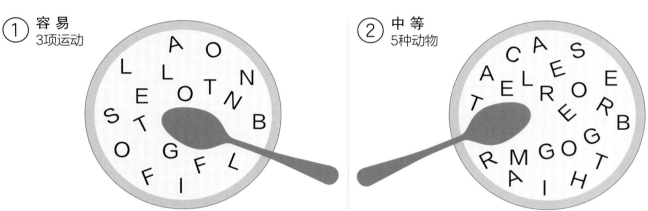

① **容易**
3项运动

② **中等**
5种动物

③ **难**
6种化学元素

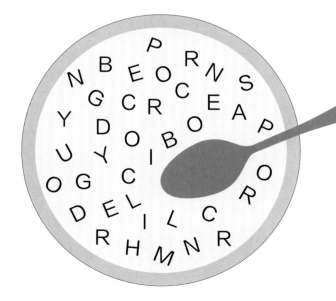

★ 答案在第 185 页

挑战 2—探路者

你能在下面的每个网格中分别找到一组符合每个网格的题目要求的英文单词吗？在每个网格中，你应该从圆圈中的字母开始，找到一条路径，用沿途经过的每个字母拼写指定类型的单词。这条路径只能是水平的或垂直的，不能跳过任何方格，也不能重复走任何方格。第一个网格是寻找代表颜色的英文单词，并且显示了如何寻找第一个单词"WHITE（白色）"。

更进一步

做易位构词游戏、画谜和填字等游戏和练习可以使你保持你的语言能力。你可以混合搭配这些游戏，让自己获得更全面的练习。另一种练习语言能力的方法是多读书，用具有挑战性的材料充实自己，例如读经典小说和诗歌，它们会给你带来新词汇、不同的写作风格和原创的思维方式。

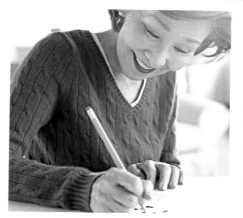

填字游戏

① 容易
颜色

W	H	I	T	Y	W	R
O	E	T	E	E	O	E
R	A	O	L	L	L	D
G	N	I	E	U	L	B
E	N	V	I	I	N	K
B	W	D	N	P	R	G
R	O	I	G	O	E	Y

② 中等
国家

A	N	A	C	U	S	T	R	A
R	I	T	A	A	A	R	B	Z
G	E	N	N	A	L	I	A	I
M	A	C	A	D	N	A	P	L
B	O	D	N	A	T	H	A	J
I	D	P	O	L	I	A	S	M
A	I	A	R	T	U	R	A	E
T	N	A	L	A	G	U	I	X
A	N	Z	H	O	N	D	C	O

③ 难
花

S	U	N	F	O	D	E	R	B	U	T	T
E	W	F	F	A	I	G	Y	E	B	R	E
R	O	L	P	D	L	P	P	R	A	C	U
G	L	L	I	Z	A	O	D	N	A	D	P
D	A	U	T	A	A	P	E	S	G	A	R
I	R	C	D	L	E	I	L	I	N	E	D
O	O	H	I	S	N	O	L	L	I	A	S
L	A	I	E	W	A	R	Y	D	W	O	N
U	S	S	E	T	M	A	O	R	S	Y	C
Y	H	E	E	W	A	M	P	A	N	R	A
A	N	T	R	I	I	A	D	P	A	N	N
C	I	H	F	L	L	I	S	Y	T	I	O

使用英文的普通人的主动词汇量（可以随意使用的单词）是10000—20000个，尽管他们知道的单词量可能是这个数字的两倍。

★ 答案在第 185 页

非语言推理

非语言推理也被称为抽象推理，它涉及解决图示问题或图形问题，因此这类问题是基于视觉图像，而不是基于单词或数字。

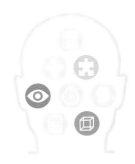

思维能力

测试空间理解和意识

训练解决非语言问题的能力

集中注意力，有助于练习过滤干扰

挑战 1—奇怪的立方体

对于每个展开图，如果你将它剪下来并且折叠成一个完整的立方体，将会产生 4 个选项中的哪一个？

 容易

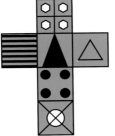 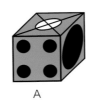 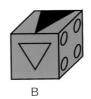 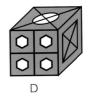

A   B   C   D

 中等

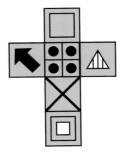 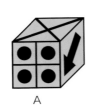 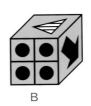 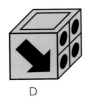

A   B   C   D

③ **难**

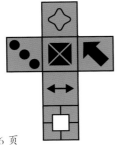 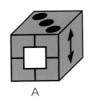 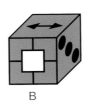 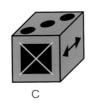 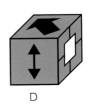

A   B   C   D

★ 答案在第 186 页

挑战 2—视觉转型

在下面的每道谜题中，左边的图形都按照一个规律转换成右边的图形，前三个图形已经完成转换，请你来做第四个图形的转换。请仔细观察已经完成的转换，然后在底下的 5 个潜在转换方案（A—E）中，挑选一个放入空框中，完成第四个图形的转换。

★ 答案在第 186 页
★ 答案在第 186 页

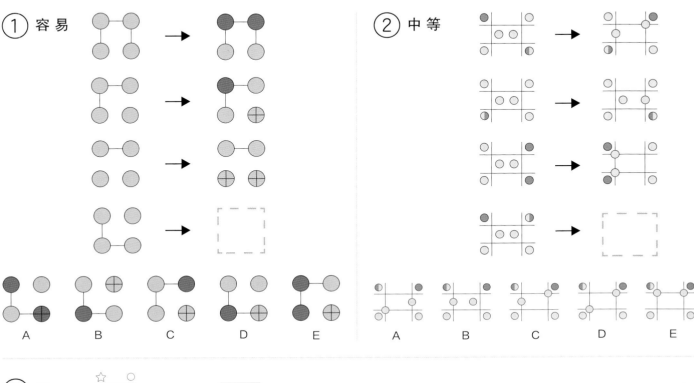

① 容易

② 中等

A B C D E

A B C D E

③ 难

A B C D E

如果你对这类谜题很好奇的话，可以参加在线智商测试，测试中有非语言推理题，但是它在衡量智力的准确程度上是有争议的。

更进一步

你在生活中可能会遇到非语言推理测试，因为它被广泛地用于各种场合，例如学校入学考试、智商测试，有时甚至被用于求职面试。非语言推理能力不受词汇和语言的限制，因此，如果你有语言方面的限制，甚至有阅读或口头交流障碍，你仍然可以在这样的测试中展示你的智力。非语言推理在科学、数学、工程、计算机技术和设计中很有用。

逻辑推理谜题

　　有些用数字的游戏看起来就像算术练习，数独就是其中一个很受欢的例子，但是数独中的数字实际上并不具有数字的意义，而只是 9 个符号，它可以被其他符号代替而不影响游戏的规则。因此，数独实际上是一种逻辑推理谜题。

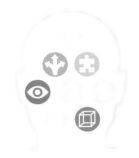

思维能力
测试用逻辑推理解决
问题的能力
·
过滤掉外界干扰，提高
专注力。

挑战 1—数独

　　右图是一个完成了的数独网格，展示了数独的规则：每一格都含有 1 到 9 中的一个数字，任何行、列和 3×3 粗线方框内都没有重复的数字。请按照这个规则，用逻辑推理的方法给下面三个数独网格填空。你可以先在草稿纸上复制每个网格来试着解题。

2	5	7	4	8	1	9	6	3
1	9	3	6	2	7	5	4	8
8	4	6	5	3	9	1	7	2
3	6	1	7	5	8	2	9	4
9	8	5	1	4	2	7	3	6
7	2	4	9	6	3	8	5	1
6	3	2	8	7	5	4	1	9
4	7	9	2	1	6	3	8	5
5	1	8	3	9	4	6	2	7

— 每行必须包含数字 1–9。

— 每列必须包含数字 1–9。

— 每个 3×3 粗线方框内也必须包含数字 1–9。

① 容易

		6	5	2				
	5					9		
	6	2	3		8		1	
5		6	1		9	3		2
4								1
2		8	5		4	6		9
	8	7	9		3	5	6	
	4						2	
			4	6	5			

② 中等

		7	4		1	2		
1	6	2			9	8	4	
5	4	8			2	1	7	
	7	3			6	9	5	
4	3	1			5	7	9	
	5	6	8		3			

③ 难

			4	3		9	8	
	9			2			4	
7								9
6			8		2			4
		7				5		
2			7		6			1
4								7
	5			4			6	
		9	6		1	4		

★ 答案在第 186 页

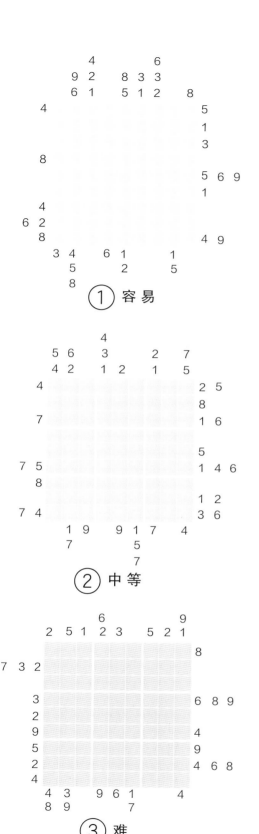

① 容易

② 中等

③ 难

挑战 2—外数独

这是数独规则的众多变型之一。对于每道谜题，将数字 1—9 分别放入每个方格中，使任何行、列和 3×3 粗线方框中都没有重复的数字。必须将标记在网格外的数字分别放入它们所对应的行或列最近的 3 个方格之一中，但是次序不限。请先在草稿纸上复制每个网格来试着解题。

★ 答案在第 186 页

更进一步

经验丰富的数独玩家会掌握一些技巧，能够更好更快地完成数独。但是如果你做数独已经很熟练了，每次都可以按你自己的程序不假思索地完成数独，这时你就应该寻找新的挑战了。你可以尝试非数字数独、三维数独，以及许多其他不同规则的数独变型。

非数字数独

不用数字的数独可能更难，这是因为填充网格的 9 个符号不像 9 个数字那么容易记忆。

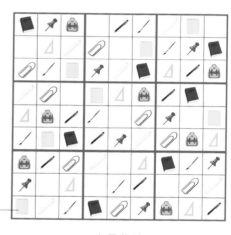

每件文具在每行、每列和每个 3×3 红色方框中只能出现一次。

文具数独

三维星状数独

在这个数独变型中，你将数字 1—8 分别放入每行、每列和每个 4×2 或 2×4 粗线区域的每个方格中。请注意，行和列沿着这个形状的表面在折线处弯曲。

每个 2×4 区域都以粗线标出。

三维星状数独

创造性推理谜题

从自己动手家装到野外生存，创造性推理能力在现实世界中有着广泛的应用。因此你有很多很好的理由继续练习，不断增强你的创造性推理能力。

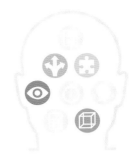

挑战 1——几何裁剪

对于本页每个几何图形，你能沿着虚线将它剪成 4 个相同图形吗？这些相同的图形可以是相互旋转对称的，但不能是反射对称的。你可以先将初始图形复制到纸上，进行一些尝试，来找到解决方案。

横向思维，挑战假设，不要依赖
公认的思维方式。

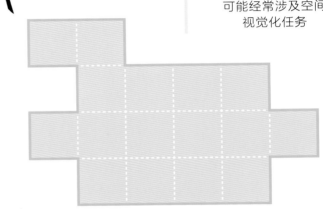

① 容易

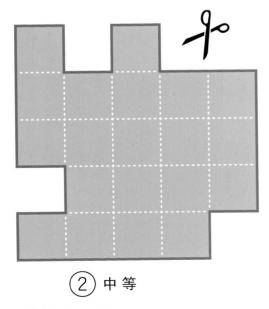

② 中 等

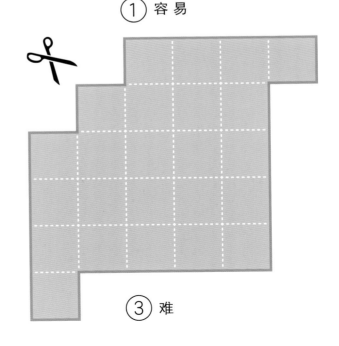

③ 难

★ 答案在第 186 页

挑战 2—蛇

在网格中的一些方块中分别画一个圆点，从给定的圆点开始，到给定的圆点结束，将这些圆点连接起来，形成一条蛇。蛇身是连接相邻的有圆点的方格的路径，不会分支，也不会与自身交叉。无论在相邻或对角的格子中，蛇头都不会碰到自身，除非它在蛇头与蛇身相触的地方就开始拐弯。网格外的数字指定了其行或列中包含蛇身的方块的数量。

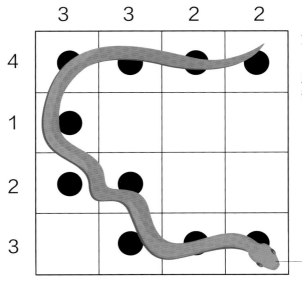

如何解谜题

左图的示例显示如何解这道谜题。

这里可以是蛇头，也可以是蛇尾。蛇的方向不影响谜题的解。

更进一步

谜题为人们带来娱乐的同时磨炼了人们的创造性思维能力，这种能力有助于使网络安全设计领先于网络攻击手法。因此，网络安全机构很重视创造性推理能力，愿意聘用喜欢创作谜题和解谜题的人。如果你想成为一名侦探或参与网络安全工作，你需要接受很多训练，包括横向思维和创造性推理训练。

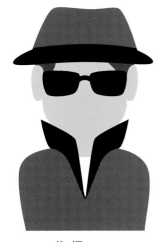

侦探

① 容易

② 中等

③ 难

★ 答案在第 187 页

音 乐

音乐是最能刺激脑部的活动。没有任何活动能像演奏音乐或听音乐那样能让脑部的多个部分同时工作。

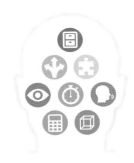

思维能力

激活大脑的多个部分

提高协调性和专注力

激活大脑的情绪和奖励中枢

建立连接

音乐是多脑区的活动。脑部并没有专门处理音乐的中枢，但是脑部与声音、视觉、记忆、动作技能、情绪和决策相关的区域共同合作，处理来自身体许多部位的刺激。

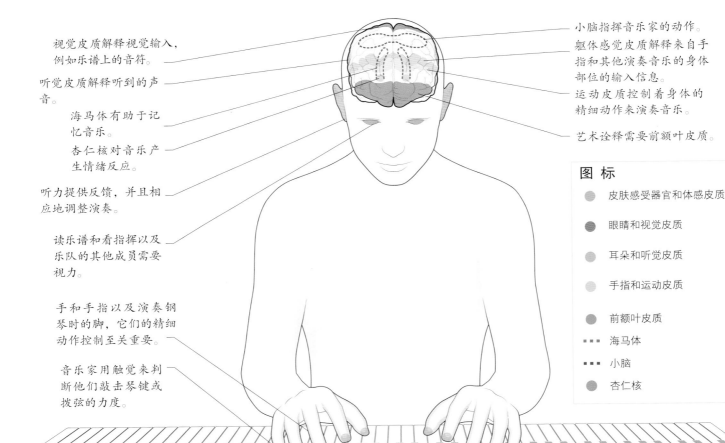

视觉皮质解释视觉输入，例如乐谱上的音符。

听觉皮质解释听到的声音。

海马体有助于记忆音乐。

杏仁核对音乐产生情绪反应。

听力提供反馈，并且相应地调整演奏。

读乐谱和看指挥以及乐队的其他成员需要视力。

手和手指以及演奏钢琴时的脚，它们的精细动作控制至关重要。

音乐家用触觉来判断他们敲击琴键或拨弦的力度。

小脑指挥音乐家的动作。

躯体感觉皮质解释来自手指和其他演奏音乐的身体部位的输入信息。

运动皮质控制着身体的精细动作来演奏音乐。

艺术诠释需要前额叶皮质。

图 标

● 皮肤感受器官和体感皮质

● 眼睛和视觉皮质

● 耳朵和听觉皮质

● 手指和运动皮质

● 前额叶皮质

••• 海马体

••• 小脑

● 杏仁核

练习 1—节奏

没有节奏就没有音乐。音乐创作中常用的记谱法用代表各种音长的音符来标记节奏。音符被组合成被称为"小节"的短乐段。在下面的练习中，1 小节有 4 拍，第一拍是强拍：1（强）、2、3、4；1（强）、2、3、4。试试看你是否可以通过拍手、击鼓或敲击桌子表达这样的节奏。你也可以边走边数每小节中的 1、2、3、4。

数拍子

右侧的符号代表各种音长的音符。全音符最长，音长是 4 拍；二分音符的音长是 2 拍；四分音符的音长是 1 拍；八分音符的音长是半拍；十六分音符的音长是 1/4 拍。

短音符组

在乐谱中，为了便于阅读，相邻的短音符被组合到一起，八分音符由单符杠连接，十六分音符由双单符杠连接。

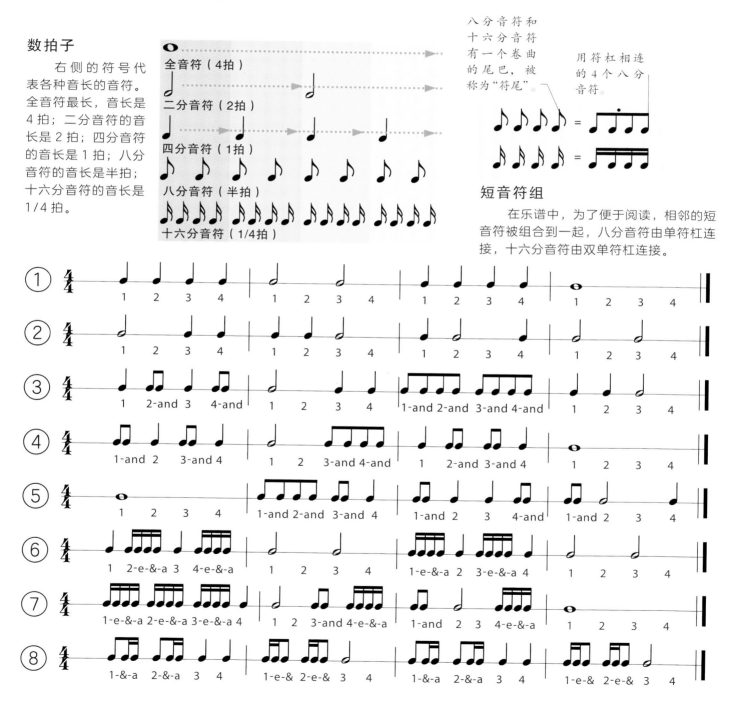

练习 2—休止符

对应练习 1 中的每个音符，都有一个音长相同的休止符，用于标记不演奏的音符的位置。在休止符处节奏不是停止，而是继续默默地数拍子。请阅读下面有关休止符的知识。试试按照下面的节奏打拍或拍手。记住在休止符的地方不要拍，并且持续的音长是相连的休止符的音长的总长度。

休止符

休止符是一组独特的符号，分别对应练习 1 中不同音长的音符。例如，四分休止符相当于无声的四分音符。

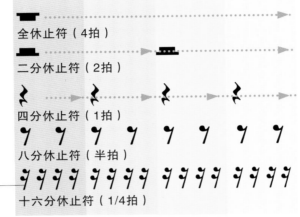

全休止符（4拍）

二分休止符（2拍）

四分休止符（1拍）

八分休止符（半拍）

在一个 4/4 的小节里有 16 个十六分休止符。

十六分休止符（1/4拍）

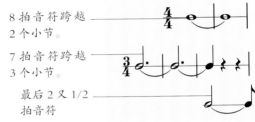

8 拍音符跨越 2 个小节。

7 拍音符跨越 3 个小节。

最后 2 又 1/2 拍音符

当一个音符的音长不够时

有时候一个音符跨越数个小节，或者持续不规则拍数，这种情况用音符之间的直线连线或曲线连线表示，这些被连接的音符在演奏中的音长是它们的总拍数长度。

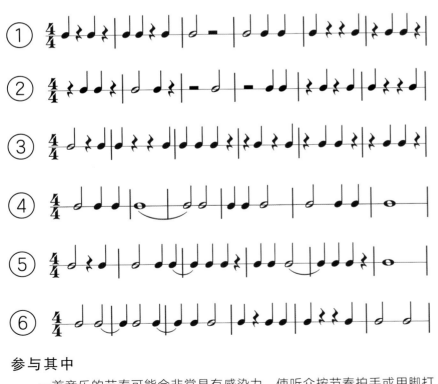

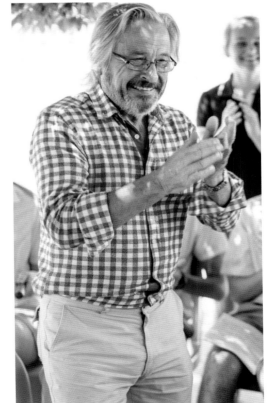

参与其中

一首音乐的节奏可能会非常具有感染力，使听众按节奏拍手或用脚打拍子来参与其中，你甚至可能无意识地自然而然就这样做了！

练习 3—附点节奏

　　另一种表示音符演奏时需要延长的方式是使用附点音符和相应的休止符。附点音符和附点休止符将音长延长一半。附点四分音符是 1 又 1/2 拍，而不是 1 拍。试试按照下面的附点节奏打拍。

附点音符

　　使用附点就可以不必写额外的音符，也不必将它们连在一起。右侧上方的附点二分音符相当于 3 拍，也就是二分音符的 2 拍加四分音符的 1 拍。

附点休止符

　　附点休止符的原理相同。右侧上方的附点八分休止符相当于八分休止符加十六分休止符，一共3/4 拍。右侧下方的附点四分休止符持续三个半拍。

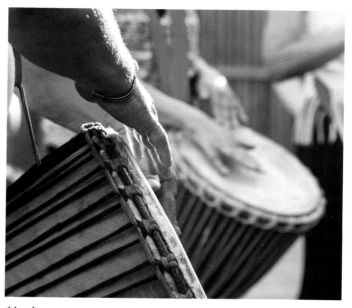

鼓 点

　　大多数类型的音乐都依赖于强烈的打击乐节拍。快速的节拍会提高听众的心率，引起紧迫感和兴奋感。较慢的节拍具有镇静作用，可以缓解紧张的情绪。

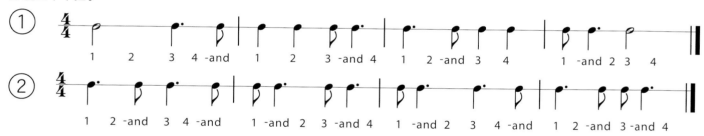

练习 4—双手打拍

　　你能用一只手敲击一种节奏，而用另一只手敲击另一种节奏吗？这比你想象的要难。试试用手鼓或桌面，右手敲击下面的第一行乐谱，左手敲击下面的第二行乐谱。先分别用每只手敲，直到你两种节奏都会了，然后将两种节奏合起来敲。

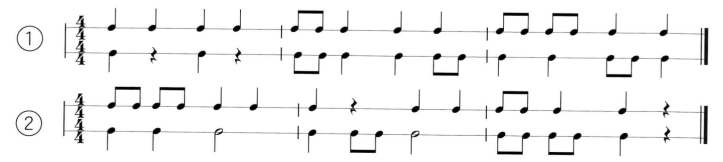

练习 5—拍号

任何乐谱的开头都有拍号，告诉你每小节中有多少拍。拍号 4/4 表示以四分音符为一拍，每小节有四拍；拍号 3/4 表示以四分音符为一拍，每小节有三拍；而拍号 2/4 表示以四分音符为一拍，每小节有两拍。节拍数控制着乐曲的节奏，典型的行进节奏是 4/4，而 3/4 可以是华尔兹。5/4 是罕见的拍号，提供了一种奇怪的轻快节奏。试试按照下面的乐谱打拍子。

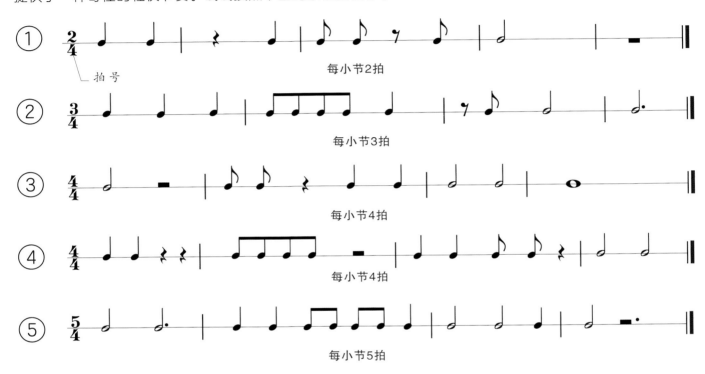

拍号

每小节2拍

每小节3拍

每小节4拍

每小节4拍

每小节5拍

更进一步

音乐多种多样，每个人都能找到自己喜欢的音乐。无论是聆听还是加入演奏，你都可以找到让你振奋或让你舒缓心情的音乐风格。你可以偶尔尝试一些新音乐风格来扩展你的曲目，这也能使你的大脑一直受到挑战。

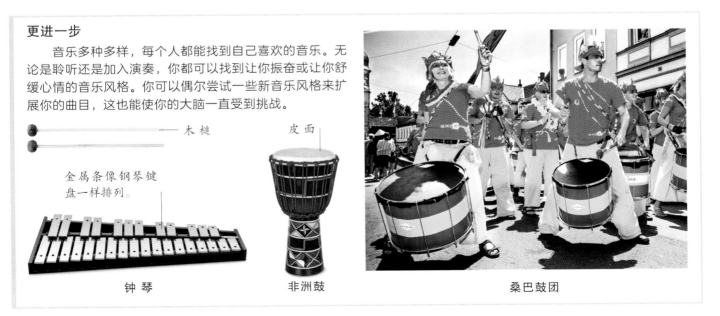

木槌

皮面

金属条像钢琴键盘一样排列。

钟琴　　　　　　非洲鼓　　　　　　桑巴鼓团

练习 6—完美的音高

到目前为止，我们只研究了节奏。如果你想在节奏上添加旋律，那么你需要各种音高的音符，这些音符可以用五线谱记录。五线谱有 5 条线，音符以英文字母 A—G 命名，位于线上或线之间的空格中。五线谱的开头有谱号，告诉你哪些位置代表哪些音符。高音谱号适用于高音区域，而低音谱号则适用于低音区域。有了这些知识后，你能说出下面的五线谱上的音符吗？

★ 答案在第 187 页

读五线谱

音符可以写在五线谱的一条线上或两条线的中间。如果音符太高或太低出了五线范围，则可以加一条短的"加线"，然后写音符。低音谱的第一上加线上的 C 与高音谱的第一下加线上的 C 相同。

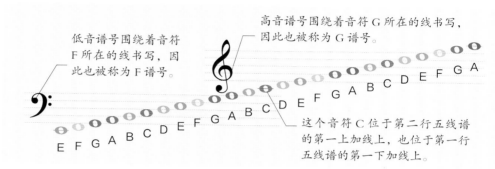

低音谱号围绕着音符 F 所在的线书写，因此也被称为 F 谱号。

高音谱号围绕着音符 G 所在的线书写，因此也被称为 G 谱号。

这个音符 C 位于第二行五线谱的第一上加线上，也位于第一行五线谱的第一下加线上。

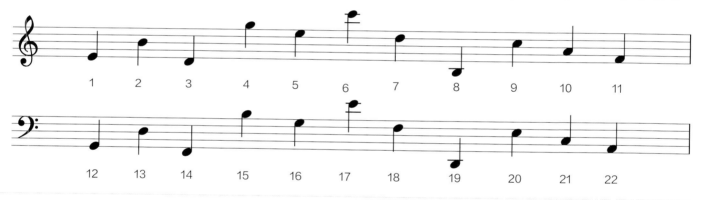

练习 7—升号和降号

音符序列 C、D、E、F、G、A、B、C 形成了一个听起来自然而悦耳的音阶，但是这些音符的音高间隔并不是均匀的，有些间隔是全音，而有些间隔是半音。要命名所有音符，包括在全音之间的音符，我们需要升号和降号。升号将音符升高半音，降号将音符降低半音。你能说出下面的音符吗？

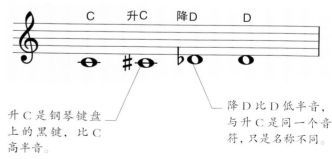

升 C 是钢琴键盘上的黑键，比 C 高半音。

降 D 比 D 低半音，与升 C 是同一个音符，只是名称不同。

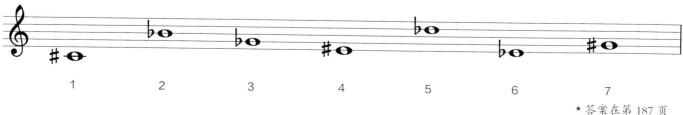

★ 答案在第 187 页

钢 琴

弹钢琴对大脑来说是一个巨大的挑战，弹钢琴需要大脑中的一些区域同时运作：手、脚、眼睛、耳朵和空间意识。

思维能力
协调四肢和身体的动作

激活视觉、听觉和运动皮质

加强记忆力和空间意识，以及肌肉记忆

练习 1—学习钢琴键盘

钢琴是一种大型而且昂贵的乐器，但是它具有其他乐器所没有的宽广音域和各种音色。如果你没有足够的空间放置钢琴，你可以使用电子键盘，甚至使用安装在你的手机或平板电脑上的钢琴应用程序。电子键盘的音域可能不宽，但是足以让你入门。

音符和琴键

钢琴音乐写在双行五线谱上，每只手弹一行。钢琴键对应五线谱线上和线之间的音符。

每个音符的竖向位置代表音高。

高音谱号表示这些音符是高音，用右手弹奏。

低音谱号表示这些音符是低音，通常用左手弹奏。

五线谱

左手 右手

C D E F G A B C D E F G A B C D E F G A B C D E F G A B C D E F G A B C

键盘

这个低音C比中央C低1个八度。

中央C

这个高音C比中央C高2个八度。

① **白键**
找到中央C，它是一个白键，位于靠近键盘中心的两个黑键的左侧（有的钢琴中间有锁，中央C键就在附近）。向右依次弹奏所有白键，直到到达下一个C。这8个音符的音高距离被称为一个"八度音程"。现在用左手弹奏中央C左边的所有白键，直到到达下一个低八度的C。

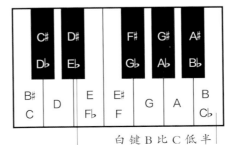

C#/Db D#/Eb F#/Gb G#/Ab A#/Bb
B#
C D E E#/Fb F G A B/Cb

这个键是升D，也是降E。

白键B比C低半音，因此也可以被称为"降C"。

② **黑键**
现在弹奏黑键。在不同的乐曲中，黑键可以被视为升音（♯），比左邻的白键高半音，也可以被视为降音（♭），比右邻的白键低半音。然而，并非所有升音和降音都是黑键，在某些情况下，白键也有升音或降音的名称。

练习 2—弹奏音阶

学习弹奏音阶可以让你的双手轻松流畅地在键盘上移动，培养双手对琴键的空间意识和琴键之间关系的空间意识。先用右手弹奏，再用左手弹奏，然后两手一起弹奏，以平稳均匀的动作为目标。弹奏音阶要求你同时阅读两行五线谱。你可以从简单的 C 大调音阶（不升音，也不降音）开始，然后尝试弹有黑键的音阶，逐渐增加黑键的数量。

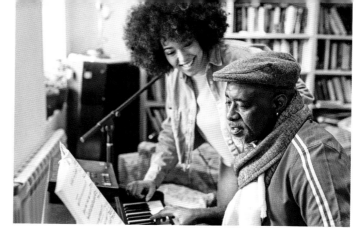

找一位老师

你靠自己能学到的是有限的。老师或有经验的弹奏者可以指导你的弹奏技巧，提高你阅读音乐的能力。

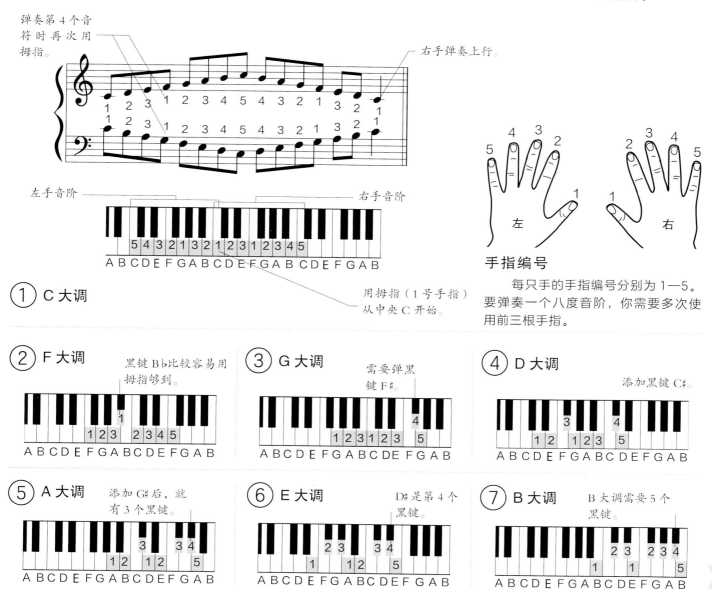

弹奏第 4 个音符时再次用拇指。

右手弹奏上行。

左手音阶

右手音阶

用拇指（1 号手指）从中央 C 开始。

① C 大调

手指编号

每只手的手指编号分别为 1—5。要弹奏一个八度音阶，你需要多次使用前三根手指。

② F 大调　黑键 B♭比较容易用拇指够到。

③ G 大调　需要弹黑键 F♯。

④ D 大调　添加黑键 C♯。

⑤ A 大调　添加 G♯后，就有 3 个黑键。

⑥ E 大调　D♯是第 4 个黑键。

⑦ B 大调　B 大调需要 5 个黑键。

练习 3—弹奏和弦

和弦由同时弹奏的多个音符组成，在钢琴音乐中很常见，尤其是在有左手伴奏的时候。尝试弹奏右侧的和弦，仔细聆听，你可能会听出它们是 C 大调和弦的三种形式。

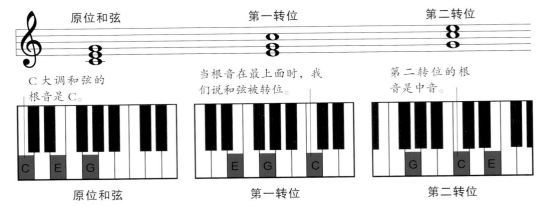

C 大调和弦的根音是 C。

当根音在最上面时，我们说和弦被转位。

第二转位的根音是中音。

练习 4—改变情绪

为了赋予和弦不同的音调或情绪，大和弦中的音符可以被添加或替换，这通常是通过将和弦中的一个或多个音符升半音或降半音来完成的。

① 下图就是 C 调中一些常见的和弦。请试着弹奏它们，并且聆听声音的差异。大和弦听起来阳光快乐，小和弦听起来柔和悲伤，减和弦具有紧张感，而增和弦则具有悬念和期待感。

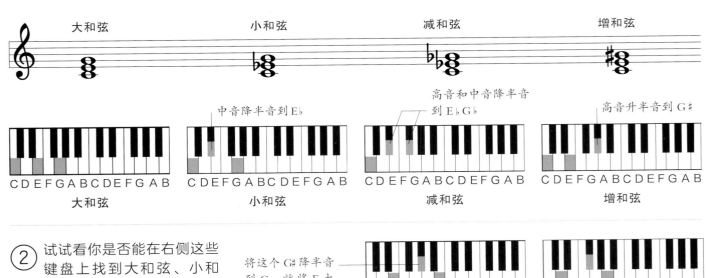

中音降半音到 E♭

高音和中音降半音到 E♭ G♭

高音升半音 G♯

② 试试看你是否能在右侧这些键盘上找到大和弦、小和弦、减和弦和增和弦。将三音降低半音，就得到小和弦，或者将五音升半音，就得到增和弦。当你从不同的主音开始时，黑键位置的模式会发生变化，从而增加难度。请从右侧这些大和弦开始。

将这个 G♯ 降半音到 G，就将 E 大调变为 E 小调。

将 A 降低到 A♭，而且将 C 降低到 C♭（通常被称为 B），就得到 F 减和弦。

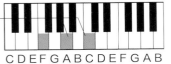

练习 5—C 大调和弦

　　每个调都可以产生七个不同的和弦。下面这些是 C 大调的和弦，其中 3 个和弦是大调，4 个是小调 (m)。和弦使用罗马数字编号，大和弦用大写，小和弦用小写。弹奏并且聆听这些和弦。它们可以为歌曲提供伴奏，就像吉他和弦（见第 114—117 页）一样。

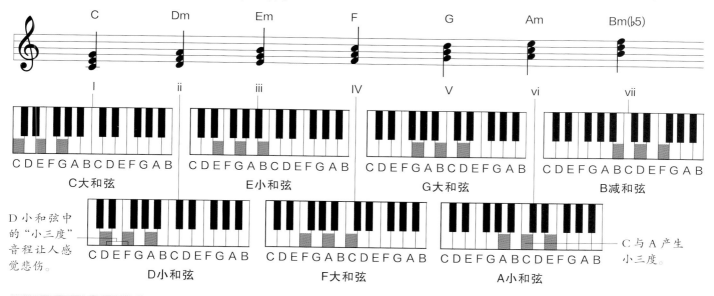

练习 6—和弦进行

　　和弦进行是一连串的和弦。在所有类型的音乐中，最常见的和弦进行之一是 I—V—vi—IV。请弹奏下面的和弦进行，看看你是否可以将它与你熟悉的歌曲联系起来，例如甲壳虫乐队的《顺其自然》或鲍勃·马利的《女人，不要哭》。然后看看你是否能弄清楚和弦进行是如何在歌曲的其余部分弹奏的。如果你需要弹奏哪些键的提示，请查看上面的键盘图示。

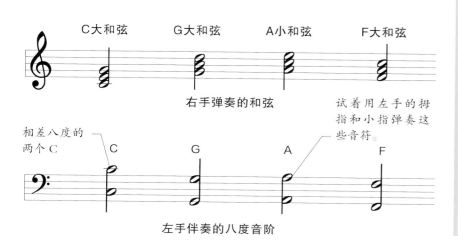

更进一步

　　学习任何乐器的关键是练习。一开始慢慢来，给自己定下每天的目标，例如今天的目标是流畅地弹奏一个音阶。每周练习一次视奏新乐曲，将有助于巩固你的指法和乐谱知识。

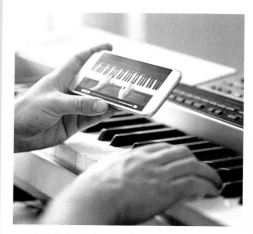

钢琴应用程序可以帮助你学习技巧。

吉 他

你可以随身携带吉他，随时随地弹奏音乐。吉他既可以用来弹奏和弦，也可以用来弹奏旋律，因此无论是独奏还是与其他乐器一起演奏都很好听。吉他也是学习音乐的绝佳入门乐器。

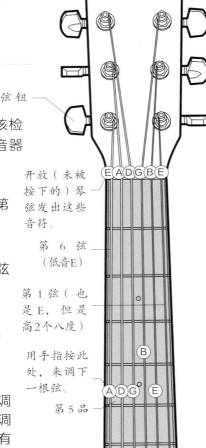

思维能力

发展精细动作能力

刺激感官

激活脑部的几乎每个区域，包括负责运动、记忆和情绪的区域

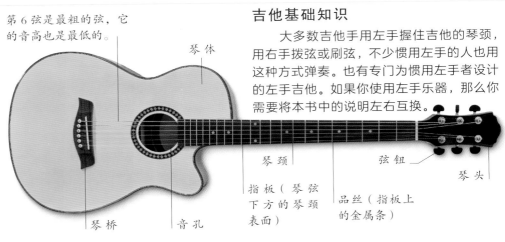

第6弦是最粗的弦，它的音高也是最低的。

琴体

琴颈

弦钮

琴头

指板（琴弦下方的琴颈表面）

品丝（指板上的金属条）

琴桥

音孔

吉他基础知识

大多数吉他手用左手握住吉他的琴颈，用右手拨弦或刷弦，不少惯用左手的人也用这种方式弹奏。也有专门为惯用左手者设计的左手吉他。如果你使用左手乐器，那么你需要将本书中的说明左右互换。

练习 1—调音

琴弦会随着时间流逝渐渐松弛，使音降低。每次拿起吉他时，都应该检查它的音是否准确。用耳朵调音是一种很好的脑力锻炼，虽然用电动调音器更容易。琴弦应该调到音符 E—A—D—G—B—E。

① 第6弦的标准音高是低音E。你可以用电子调音器、钢琴或手机上的钢琴应用程序检查音高，一边转动琴钮一边听，直到弦的音高与参考音高相同。

② 现在用第6弦来调第5弦。按下第6弦上的第5品弹出A音，这也应该是第5弦空弦时的音高。转动第5弦上的弦钮，直到第5弦的空弦音高与第6弦的第5品音高相同。

③ 现在用第5弦来调第4弦。按下第5弦的第5品弹出D音，调第4弦空弦直到与它匹配。

④ 现在按下第4弦的第5品，将第3弦调到G。

⑤ 按下第3弦的第4品来将第2弦调到B。

⑥ 最后，按下第2弦的第5品，将第1弦调到高音E。

⑦ 弹拨每对相邻的弦，来检查调音。如果需要，应该进一步调音。弹奏几个和弦，并且刷过所有琴弦。

弦钮

开放（未被按下的）琴弦发出这些音符。

第 6 弦（低音E）

第 1 弦（也是E，但是高2个八度）

用手指按此处，来调下一根弦。

第 5 品

吉他指板

练习 2—三和弦

在吉他上弹奏和弦需要几乎同时弹奏 3 根弦。你可以只用 3 根高音弦弹奏和弦，这样在开始学习的时候比较容易。如果你在弹奏和弦时听到嗡嗡声，则说明一根或多根手指没有放在正确的位置，或者没有施加正确的压力。你需要调整手指直到嗡嗡声消失。

① **向下刷弦**

用拇指或拨片均匀地用力刷，手腕用力，而不是手臂用力。

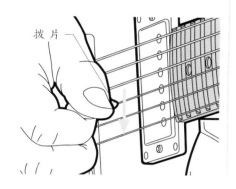

拨片

② **恢复位置**

向下刷弦后，将拨片移回起点。你也可以反转这种模式，向上刷。

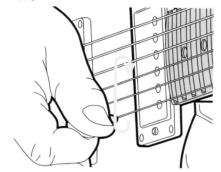

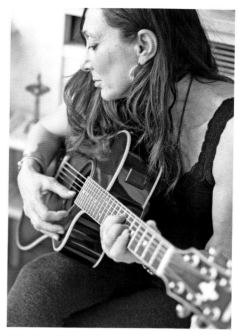

弹奏音乐

你可以用拇指或拨片刷 3 根高音弦来弹奏你的第一个和弦。

③ **C 大和弦**

你只需要用一根手指按弦，就能刷 3 根弦来弹奏 C 大和弦。将拇指放在琴颈后面，来帮助其他手指按弦。

弹奏第 3 弦空弦 G（C 大调和弦的五音）。

用食指按下第 2 弦来弹奏根音 C。

弹奏第 1 弦空弦 E（C 大调和弦的三音）。

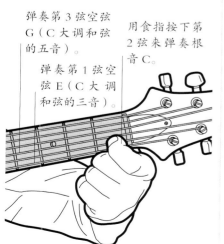

④ **从 C 过渡到 G**

为了实现第一个和弦过渡，抬起食指，同时将无名指放在第 1 弦的第 3 品上。

将无名指移到第 1 弦的第 3 品上。

食指放开第 2 弦。

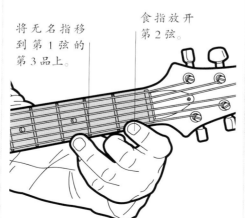

⑤ **G 大和弦**

这个和弦由第 3 弦空弦（G）、第 2 弦空弦（B）和第 1 弦的第 3 品组成。用无名指按第 1 弦的第 3 品弹奏高音 G。

无名指按第 1 弦弹奏高音 G。

注意不要使第 2 弦静音。

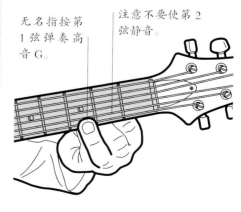

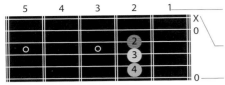

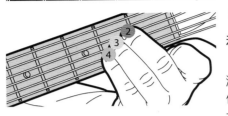

品丝的编号从琴头开始依次递升。

"X"表示这根弦是静音。

"0"表示这根弦是空弦音。

和弦指法图

吉他的和弦指法可以用图来描述，例如左上图中的A大和弦。

A大和弦

练习 3—和弦进行

许多歌曲都由被称为"和弦进行"的一系列和弦伴奏，最常见的和弦进行模式是 I—IV—V。在 C 调中，这些和弦进行是 C、F 和 G，也就是这个音阶的第 1 音、第 4 音和第 5 音的和弦（参见第 111 页）。学会了这些三和弦，你就可以弹奏 C 大调的歌曲了。如果学会 D 大调，你就可以弹奏 G 大调的 I—IV—V 模式的歌曲了（使用 G、C、D 和弦）。再学会一两个小和弦，你就可以弹奏具有 I—V—vi—IV 模式的歌曲（请参阅第 111 页）。有了练习和自信，你就可以弹奏 4 根弦、5 根弦或 6 根弦了。

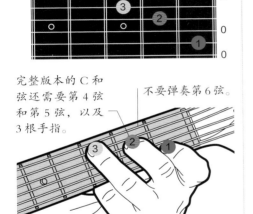

完整版本的 C 和弦还需要第 4 弦和第 5 弦，以及 3 根手指。

不要弹奏第 6 弦。

C大和弦

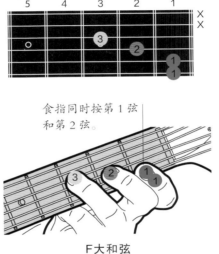

食指同时按第 1 弦和第 2 弦。

F大和弦

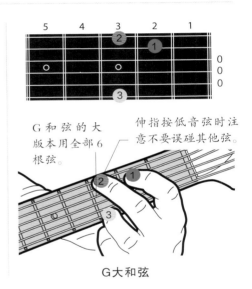

G 和弦的大版本用全部 6 根弦。

伸指按低音弦时注意不要误碰其他弦。

G大和弦

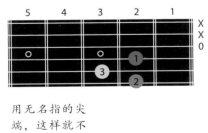

用无名指的尖端，这样就不会误按第 1 弦。

D大和弦

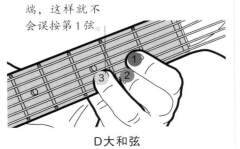

两根手指按在第 2 品上。

6根弦全部发声。

E小和弦

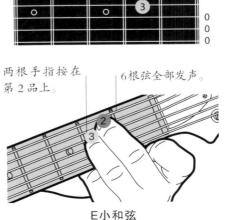

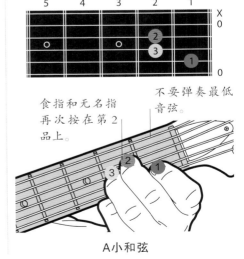

食指和无名指再次按在第 2 品上。

不要弹奏最低音弦。

A小和弦

114 尝试新事物

练习 4—拨奏

我们不仅可以拨奏吉他的多根弦来产生和弦，也可以拨奏单弦来产生连复段、独奏和其他旋律。为了弹奏旋律，你需要学习指板上的音符位置，并且练习弹奏音阶。

① 使用拨片

将手掌轻轻放在琴桥上，不拿拨片的手指自然弯曲。如果想获得更轻的接触，可以倾斜拨片的角度。

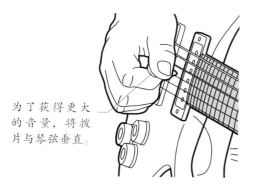

为了获得更大的音量，将拨片与琴弦垂直。

② 手指拨弦

手悬空，不要放在琴身或琴桥上。长指甲有助于拨钢弦，更是拨尼龙弦的必要条件。

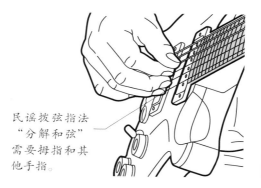

民谣拨弦指法"分解和弦"需要拇指和其他手指。

更进一步

一旦你掌握了这几页所展示的和弦，你还可以探索数百种和弦，以及弹奏相同和弦的不同方法。

• 找一位更有经验的吉他手给你提示和建议。

• 学习更方便弹奏和弦进行的快捷和弦指法。

• 如果你无法应付6根弦，可以尝试只有4根弦的尤克里里琴。

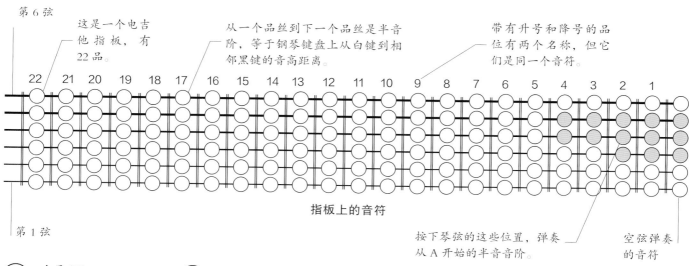

第6弦

这是一个电吉他指板，有22品。

从一个品丝到下一个品丝是半音阶，等于钢琴键盘上从白键到相邻黑键的音高距离。

带有升号和降号的品位有两个名称，但它们是同一个音符。

22 21 20 19 18 17 16 15 14 13 12 11 10 9 8 7 6 5 4 3 2 1

指板上的音符

第1弦

按下琴弦的这些位置，弹奏从A开始的半音音阶。

空弦弹奏的音符

③ 上和下

沿着琴颈从下往上音高越来越低，而从上往下音高越来越高，这一点很容易记住。请尝试从两个方向弹奏一根弦上的所有音符。

④ 下一根弦

接着弹奏下一根弦。每天练习15—30分钟，直到你不用看就能立即在给定的弦上弹出一个音符。

⑤ 音阶

学习用不同的弦弹奏音阶，来减少在指板上的移动距离。本书建议的模式在上方以黄色显示。

⑥ 缩短练习时间

在你学习弹奏的初期，你的指腹和肌肉可能会疼痛，因此练习的时间不要太长。你的手指最终会变结实。

绘 画

随着我们的成长，我们的大脑学会了删除很多我们看见过的不重要的东西，只关注重要的东西。而绘画依赖于仔细观察，因此迫使我们以不同的方式看待事物。绘画还有助于缓解压力和提高记忆力。

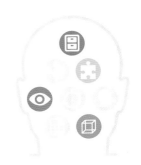

思维能力

缓解压力

集中精神，激发创造力

增强记忆力

需要空间定向

提高精细动作的能力

练习 1—找到正确的比例

为了使绘画逼真，所描绘的对象需要具有可识别的形状和相对正确的尺寸。你可以伸直手臂，用铅笔来测量一个物体相对于另一个物体的高度和宽度，也就是比例。这种被称为"目测"的简单方法也可用于测量物体之间的距离。

① 将铅笔尖与要测量的线的上端对齐。闭上一只眼睛，将拇指在铅笔上上下移动，直到拇指以上的铅笔的长度与线的长度相等。

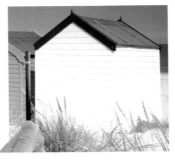

② 使拇指保持不动，将铅笔移到纸面上，将它靠在画中的线条上，调整线条的长度，使它等于铅笔测量的长度。

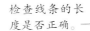

检查线条的长度是否正确。

练习 2—观察形状

大多数物体和场景都可以被分解为简单的几何形状，包括正方形、圆形或椭圆形，例如下图的这套杯子和碟子。这样做将帮助你更准确地观察物体。首先绘制你可以看到的整体形状，然后将物体分解为更小的形状，最后再添加细节。

将杯子和碟子的边缘画成比例正确的椭圆。

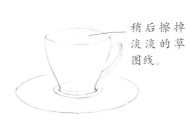

稍后擦掉淡淡的草图线。

添加反光等细节。

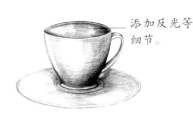

① 画交叉线找到杯缘的中心和碟子的中心，测量它们的高度和深度（参见练习1），然后绘制两个椭圆。

② 在杯子与碟子接触的地方画两个较小的椭圆形。观察杯子，然后画出它的曲边、把手和圆底座。

③ 勾勒出准确的轮廓后，你就可以添加细节和阴影，使杯子和碟子看起来具有三维形状。

练习 3—画人物

你可以先画人物的简化形象，就像画物体一样。首先用铅笔目测比例，然后估算范围，使你可以将整个图像画在纸上。估算时可以用人物头部的长度为单位，来测量四肢和躯干。

你可以用头部的长度来获得正确的比例。一个成年人的平均身高为7—8个头的长度。

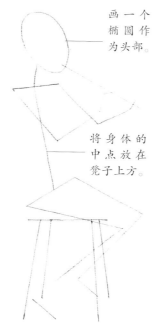

画一个椭圆作为头部。

将身体的中点放在凳子上方。

① 用简单的线条（简笔画）绘制基本形状之间的关系，将身体画在凳子上。

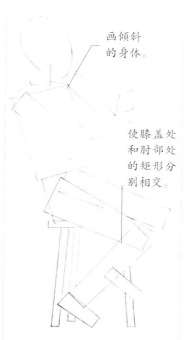

画倾斜的身体。

使膝盖处和肘部处的矩形分别相交。

② 将身体分解为多个几何形状：肩部为三角形，躯干为矩形，四肢为矩形。

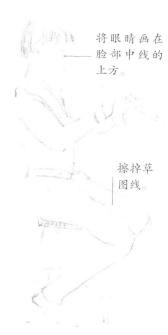

将眼睛画在脸部中线的上方。

擦掉草图线。

③ 现在根据观察来修改形状，画细节。完成后，擦掉旧的草图线。

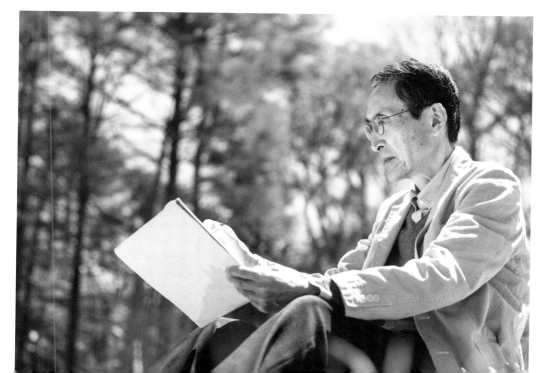

随时随地画画

随身携带速写本可以让你随时随地画画。你可以记录你的想法、涂鸦或尝试不同的作品。你还可以记住场景，离开后，凭记忆将场景画到纸上，以此来锻炼你的记忆力。

练习 4—画肖像

脸部是一个最有趣的绘画主题，因为它从各个角度看起来都不一样，而且一个人的表情会不时地变化。你可以绘制生活中的人物或照片中的人物的肖像，也可以用镜子画一张自画像，以全新的眼光看待自己！用炭笔进行这项练习。

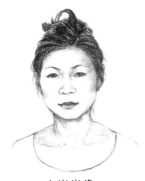

木炭肖像

① 松松地握住炭笔，画出头部的简单形状，画眉毛、眼睛、鼻尖和嘴的位置。

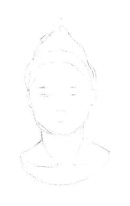

② 观察阴影落在脸上的地方，然后在这些地方涂阴影。用橡皮擦混合颜色，擦出高光区域。

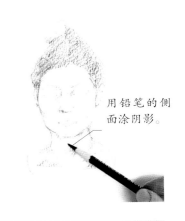

用铅笔的侧面涂阴影。

练习 5—透视

透视是将物体映射到画纸上。了解透视的原理将帮助你在画纸上创造空间和深度。所有平行线似乎都在地平线上的同一点相交，这个点被称为"消失点"。 了解这些后，你就可以按比例绘制物体。将场景分成三个平面：背景、中景和前景，也可以给人一种深度和距离的印象。

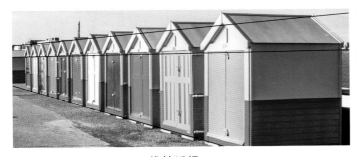

线性透视

消失点

直线随着距离渐渐收敛。

越近的小屋看起来越大。

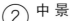

① 为了找到消失点，先沿着海滩小屋的顶部和底部画线，这些线条最终会相交。

② 将透视线转移到画纸上，并且用它们画出海滩小屋的正确相对尺寸。

① **背景**
在场景的远处背景中，物体显得比较苍白、不那么清晰。你可以夸大这个效果来显示远景。

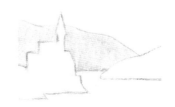

② **中景**
中景的物体看起来比背景中的物体清晰。试试将这两个平面中的元素重叠，以使对比更加明显。

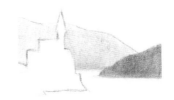

③ **前景**
你可以更清楚地看到前景中的物体。添加细节和色调对比，以营造深度的印象。

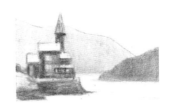

③ 现在画脸部的器官，从眉毛开始。在画瞳孔之前先画出每只眼睛的虹膜。

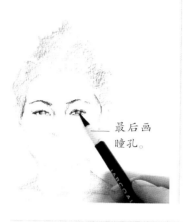

最后画瞳孔。

④ 在画鼻子之前注意眼睛和鼻孔之间的距离。对于嘴唇，从中心线向外画。

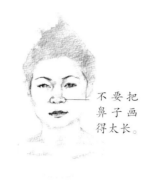

不要把鼻子画得太长。

⑤ 现在回到脸的轮廓，从下颏画到下颌线，再画到耳朵。顺着发丝生长的方向画头发。

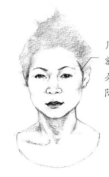

用眉毛、额头和耳朵来给发际线定位。

练习 6—放大图像

如果你想画一幅原始图像的放大图或缩小图，你可以用画有网格的描图纸覆盖原始图像，然后按比例在你的画纸上绘制网格。这些网格可以帮助你查看哪些元素位于哪个方格中，使你可以准确地复制图像。

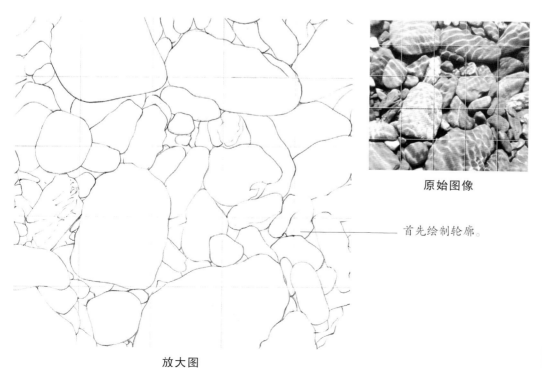

放大图

首先绘制轮廓。

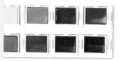

原始图像

更进一步

绘画是受老年人喜爱的娱乐，也是鼓励他们外出走动的好方法。试试参加当地的艺术班，在那里结识志同道合的人，并且磨炼你的技能。你也可以尝试水彩、油画、蜡笔等不同的画画方法。

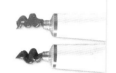

水 彩

油画颜料

粉 笔

蜡 笔

水 笔

炭 笔

彩色铅笔

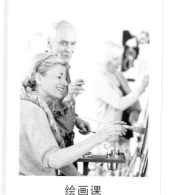

绘画课

国际象棋

国际象棋是一种策略游戏，目的是将对手的王困住，使它无法逃脱，也就是被"将死"。下面我们简单地介绍国际象棋的棋盘、棋子以及基本规则。这些基本规则足以让你开始练习下棋，但是我们省略了"王车易位""吃过路兵""逼和"等复杂规则。

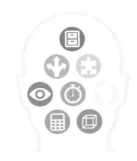

棋 盘

国际象棋盘由横纵各8格、颜色一深一浅交错排列的64个小方格构成。每位玩家开始都有16个棋子。如果棋子走进对方棋子占据的方格，就会"吃掉"对方的棋子，将它从棋盘上移除。

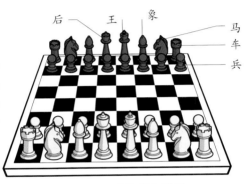

处于起始位置的所有棋子

挑战 1——兵

兵走第一步时，可以走一格或两格，但是之后每次只能走一格，且只能直走。如果兵的斜进一格内有对方的棋子，它就可以吃掉这个棋子并且占据这个方格。如果兵到达棋盘的另一端，则可以将自己升变为任何其他棋子。

兵只能向前走。

兵走第一步时，可以走一格或两格。

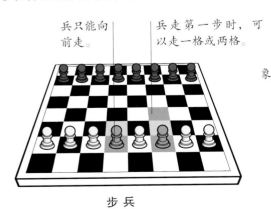

步 兵

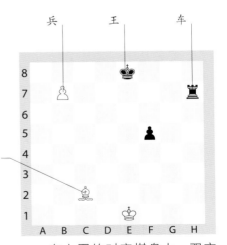

在上图的对弈棋盘上，双方都各自剩三个棋子，现在轮到白方走。白方的最佳棋步是什么？

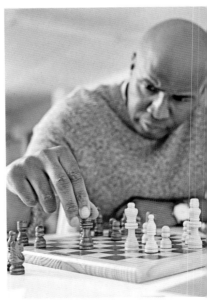

摸子动子、离手不悔

在走棋之前，先在心里计划你的棋步。轮到你走的时候，一旦你触摸了自己的棋子，你就必须走它。当你将棋子放到你想走的位置，你的手离开棋子以后，就不能再改动了。

★ 答案在第187页

挑战 2—象

象只能斜走，格数不限，步数不限。显然象只能在相同颜色的方格中走动。

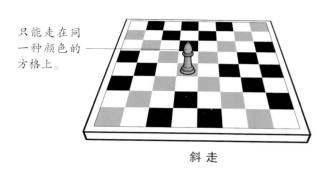

只能走在同一种颜色的方格上。

斜 走

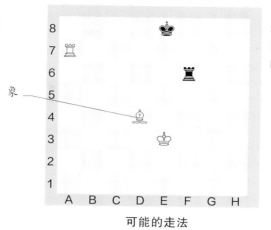

象

可能的走法

在左图显示的棋盘上，白象总共可以走多少个方格？能吃掉哪个黑棋子？

★答案在第 187 页

挑战 3—马

马的走法是"日"字，每步一直一斜，也就是先横着或竖着走一格，然后再沿对角方向斜着走一格。

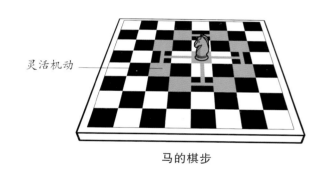

灵活机动

马的棋步

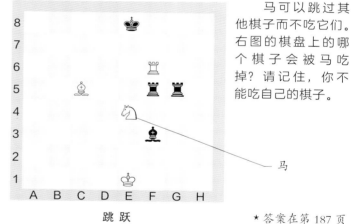

马

跳 跃

马可以跳过其他棋子而不吃它们。右图的棋盘上的哪个棋子会被马吃掉？请记住，你不能吃自己的棋子。

★答案在第 187 页

挑战 4—车

车有时也被称为城堡。车可以横走和竖走，步数不受限制。

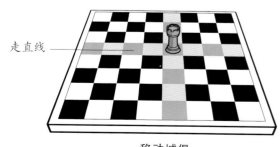

走直线

移动城堡

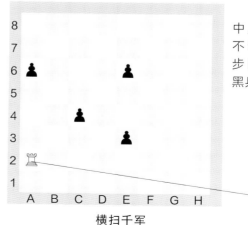

车

横扫千军

在左图的例子中，假设其他棋子不动，你能连走 5 步白车，吃掉所有黑兵吗？

★答案在第 187 页

挑战 5—后

后是棋盘上最强大的棋子，它可以在任何方向上直线行走，包括斜线，步数不受限制，但是不能越过其他棋子，后可以在它们之前停下来，或者吃掉它们。

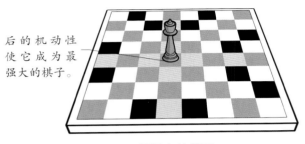

后的机动性使它成为最强大的棋子。

最强大的棋子

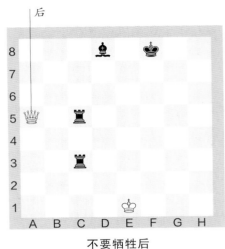

后的强大也使它成为攻击目标，因此在决定攻击哪里时应该小心。左侧棋盘中的后可以安全地吃掉哪个棋子？

不要牺牲后

★ 答案在第 187 页

挑战 6—王

王可以向任何方向走，但是只能走一格。下国际象棋的目的是困住对手的王。当你的王处于下一步就要被对方吃掉的情形，也就是被"将军"，你有 3 种方法可以"解将"：吃掉造成将军的棋子，阻挡造成将军的棋子的进攻路线，把你的王从被攻击位置移到安全位置。如果王被将军而无法解将，也就是被"将死"，则棋局结束。

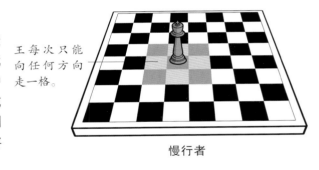

王每次只能向任何方向走一格。

慢行者

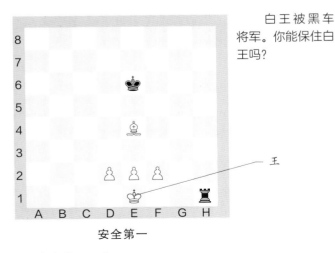

白王被黑车将军。你能保住白王吗？

王

安全第一

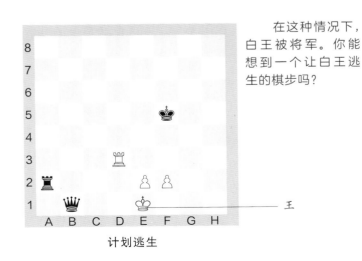

在这种情况下，白王被将军。你能想到一个让白王逃生的棋步吗？

王

计划逃生

★ 答案在第 187 页

挑战 7—将军

赢得一盘国际象棋需要策略，这是因为你需要保护自己的王，同时还要将对手的王将死。要实现这些目标，你通常需要不止一个棋子来确保你的对手无法阻止你保住自己的王，同时让自己能够将死对方的王。

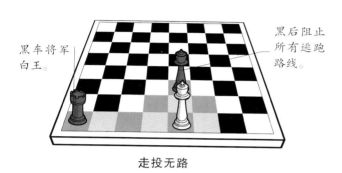

黑车将军白王。

黑后阻止所有逃跑路线。

走投无路

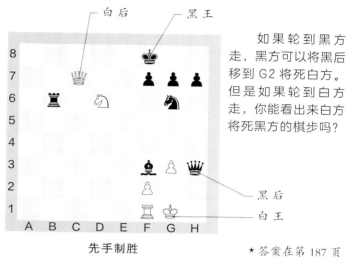

白后

黑王

如果轮到黑方走，黑方可以将黑后移到 G2 将死白方。但是如果轮到白方走，你能看出来白方将死黑方的棋步吗？

黑后

白王

先手制胜

★ 答案在第 187 页

更进一步

你可以找一位会下国际象棋的人和你玩一局，或者加入一个国际象棋俱乐部。你还可以尝试解决杂志和报纸上的国际象棋挑战，或者下载安装数字国际象棋的人工智能应用程序，与人工智能斗智斗勇。你还可以玩其他策略棋盘游戏，例如麻将、西洋双陆棋、围棋或昆虫棋。麻将通常有 144 张牌，需 4 个人玩，但是也可以 3 个人玩。西洋双陆棋是最古老的棋盘游戏之一，有 2 枚骰子，因此它是一种技巧和运气的游戏，棋子沿着棋盘移动，首先把所有棋子移离棋盘的玩家获胜。

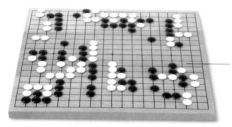

围棋的目标是占领棋盘上的领域。

围棋

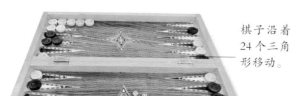

棋子沿着 24 个三角形移动。

西洋双陆棋

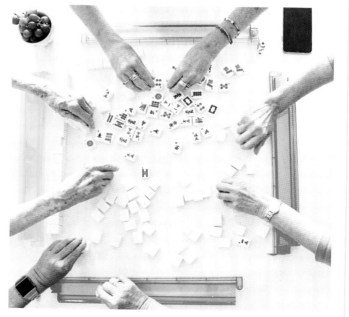

麻将

桥 牌

打桥牌是在社交的同时锻炼大脑的好方法。每场桥牌游戏都会带来一组独特的问题和解决方案，你的计划、计算和推理能力将受到考验。

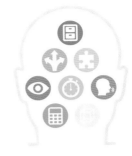

思维能力

增强记忆力

提高解决问题的能力和数字能力

提高专注力

需要快速思考

练习 1—开始

玩桥牌只需要一副 52 张扑克牌、一张桌子和 4 位玩家，坐南北的两位玩家为一方，坐东西的两位玩家为另一方。这个游戏的目的是为己方赢墩。一共有 13 墩，每墩由四张牌组成，每位玩家出一张牌。

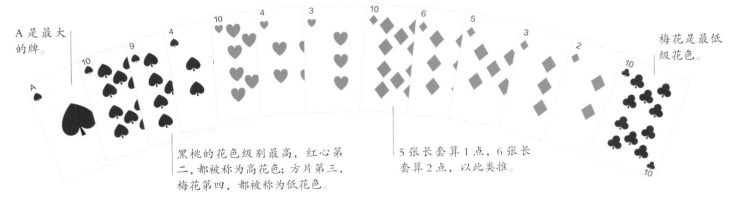

A 是最大的牌。

黑桃的花色级别最高，红心第二，都被称为高花色；方片第三，梅花第四，都被称为低花色。

5 张长套算 1 点，6 张长套算 2 点，以此类推。

梅花是最低级花色。

① **排序**
开始时，发牌者（由玩家轮流担任）向每位玩家发 13 张牌。每位玩家将自己手里的牌按花色（黑桃、红心、方片和梅花）归类，同花色按大小（A、K、Q、J，10，9等）顺序理好。

② **评估牌力**
桥牌以"点"来评估一手牌的强弱。大牌点用 A=4、K=3、Q=2、J=1 相加得到。另外还有牌型点，例如 5 张长套算 1 点等。牌型点通常在将牌确定以后才有意义。

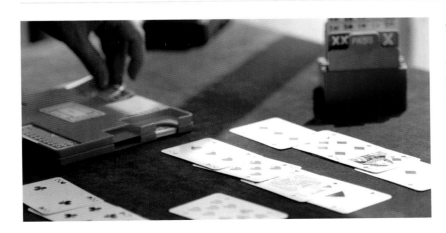

公平竞赛

在桥牌中，你不能使用任何秘密信号向你的同伴提供有关你手里的牌的信息。叫牌时不能说得太多，并且在整个过程中必须使用相同的语气。

桥牌是世界上最受欢迎的与同伴合作的纸牌游戏。

练习 2—叫牌

　　叫牌是在出牌前同伴之间互通牌情的方法。叫品有两个部分，第一部分是从 1 到 7 的一个数字，第二部分是将牌的花色，或没有将牌，被称为"无将"，高于任何花色。这样，可能的叫品从最低的 1 梅花开始，依次为 1 方片，1 红心，1 黑桃，1 无将，2 梅花……直到达到最高的 7 无将。6 墩加叫品中的数字，就是定约方应该赢得的墩数。根据牌型，你可能将你的长套叫为将牌，无长套时可以叫无将。每位玩家可以选择叫牌，也可以选择"放弃"。

① 发牌者开叫，其他玩家按顺时针方向轮流叫牌。轮到你叫牌时，你必须叫更高的叫品，否则就放弃。（在此不讨论"加倍""再加倍"叫品。）

② 玩家们继续轮流叫牌，直到连续三名玩家都放弃，就结束叫牌，最后叫牌者赢得"定约"。在下图中，南北家赢得5红心定约，因此以红心作为将牌，他们需要赢得至少11（6+5）墩，才能完成定约。

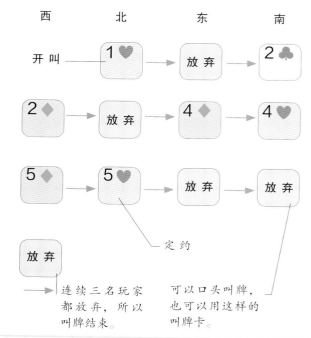

西　　　北　　　东　　　南

开叫 → [1 ♥] → [放弃] → [2 ♣]

[2 ♦] → [放弃] → [4 ♦] → [4 ♥]

[5 ♦] → [5 ♥] → [放弃] → [放弃]

[放弃]

连续三名玩家都放弃，所以叫牌结束。

定约

可以口头叫牌，也可以用这样的叫牌卡。

迷你桥牌

　　迷你桥牌经常被用来向孩子们介绍桥牌，这是因为它用比点数代替了叫牌过程。首先，每位玩家各自计算自己一手牌的大牌点。从发牌者开始按顺时针方向依次报告自己的点数，四位玩家的点数加起来应该是 40。点数最多的玩家成为庄家，庄家的同伴成为明手（见练习 3）。如果两对玩家都有 20 点，则重新发牌。接下来，将明手的牌全部正面朝上摊开，放在桌子上，庄家选择一个定约："部分定约"（目标是 7 墩）或"成局定约"（目标是：无将牌 9 墩，红心 10 墩，黑桃10 墩，方片 11 墩，或梅花 11 墩）。

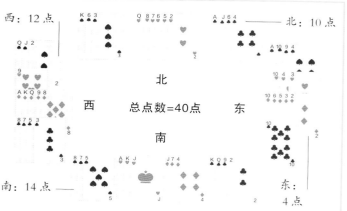

西：12点　　　　　　　　　　　　　北：10点

北

西　　总点数=40点　　东

南

南：14点　　　　　　　　　　　　　东：4点

练习 3—出牌

叫牌结束后，定约方的目的是赢得不少于定约的墩数，而对方的两位玩家（防守方）的目的是阻止他们完成定约。定约方叫出定约花色的玩家为庄家，坐在庄家对面的同伴是明手。开始出牌时由庄家左边的玩家（首攻人）打出第一张牌。

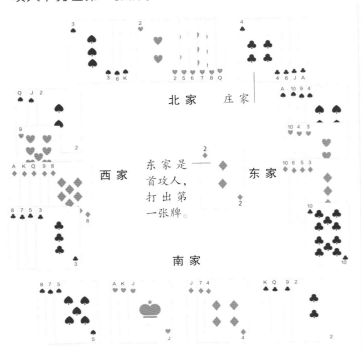

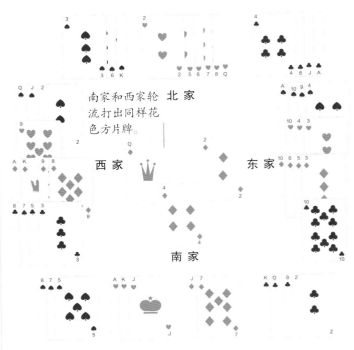

① 第一张牌被称为"首攻"，可以是任何牌，例如方片2。现在轮到明手，他将自己的牌全部面朝上摊放在桌子上，由明手的伙伴庄家决定出哪张牌，因此庄家将玩两手牌。

② 其他玩家沿顺时针方向继续轮流出牌，直到打出四张牌。他们出的牌必须也是方片，与首攻人出的牌的花色一样。这4张方片中的最大牌获胜，赢得这一墩。赢者将这一墩牌收起，放在自己面前作为记录。

更进一步

越来越多的桥牌玩家转向在线，在线上你可以自己练习，也可以与机器人打桥牌，无需凑齐4人。你还可以尝试其他纸牌游戏，例如单人纸牌戏或扑克。扑克是一种需要技巧的纸牌游戏，在赌场玩扑克通常有高赌注，你可以在家与朋友玩，或者在线玩没有赌注的游戏。

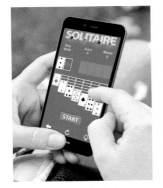

单人纸牌游戏

练习 4—计分

如果没有完成定约，则防守方得分，分数为宕墩数乘50（无局）或100（有局）。如果完成定约，则庄家一方得分，按照右表用赢墩计算得分。如果按照定约墩数计算，不计超墩，达到100，被称为"成局"，另有奖分300（无局）或500（有局）。

按照盘式桥牌的规则，如一方不间断地连续完成部分定约，定约分累计达到100也可以算作成局。此后计分即按"有局"计算。当任何一方两次成局以后，比赛就结束，以双方累计得分定出赢家。

正式桥牌比赛的规则比较复杂，请查阅相关规定。

研究表明，经常玩桥牌可以提高推理能力，以及长期和短期记忆力。

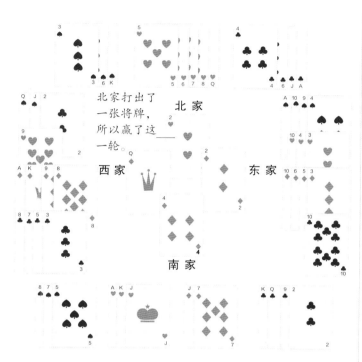

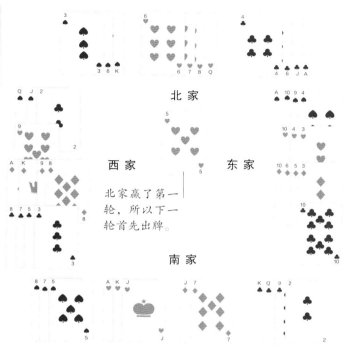

③ 如果一位玩家的手里没有首攻人出的花色，那么他可以打出任何一张牌。如果他有将牌，也可以打出将牌。在这个例子中，北家打出了红心，这是将牌，胜过其他三张牌，因此他获胜。这种赢法被称为"将吃赢墩"。

④ 赢得这一轮的玩家在下一轮首先出牌。以这种方式继续，直到手中的牌都打完为止。按赢墩对比定约计算得分。本例定约是5红心，完成定约需要11（5+6）墩，如果超过11墩，则被称为"超墩"，但是如果不足11墩，则被称为"宕墩"。

计分表

前6墩不计分。

无将定约的分数最高。

如果按照叫成的定约计算的分数低于100分，则被称为"部分定约"。

墩	1—6	7	8	9	10	11	12	13
无 将		40	70	100	130	160	190	220
黑桃 ♠		30	60	90	120	150	180	210
红心 ♥		30	60	90	120	150	180	210
方片 ♦		20	40	60	80	100	120	140
梅花 ♣		20	40	60	80	100	120	140

叫出并赢得13墩被称为"大满贯"，获得奖分1000或1500。

叫出并赢得12墩被称为"小满贯"，获得奖分500或750。

这条线右侧的定约是100分或更多，被称为"成局定约"。成局但非满贯的奖分为300或500。

例如，庄家以红心为将牌赢得11墩，他们将获得150分。如果定约为4红心，则外加成局奖励分300或500。

陶 艺

黏土可以被用来塑造漂亮的物品。制作陶器是一个触觉和创造的过程，但是它涉及大量的反复试验，所以不要气馁，你总是可以将你的泥坯压扁，然后重新开始！

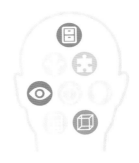

思维能力

增强想象力和创造力

提高专注力

减轻压力

提高手和手指的精细动作能力

练习 1—手捏罐

许多罐子是用陶轮"转动"成型的，但是你可以用一些省钱的制作罐子的方法。你第一次做陶艺，可以不用真的黏土，而是用风干或烘箱干燥的造型黏土，这种造型黏土可以在业余爱好商店买到。

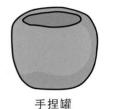

手捏罐

① 在手里揉一块黏土，直到它变得光滑柔韧。

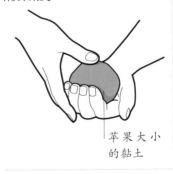

苹果大小的黏土

② 将拇指按入中心，使底部留下足够的黏土。

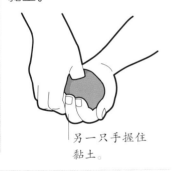

另一只手握住黏土。

③ 用手指和拇指挤压黏土以形成罐子的侧面。

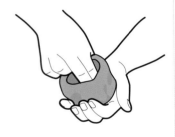

④ 不要让罐子的侧面太薄，否则它可能会塌陷。

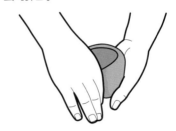

⑤ 将罐子在平坦的表面上夯，形成平底座。

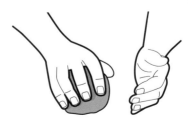

⑥ 如果需要，你可以将罐壁的表面磨平。

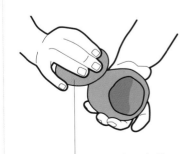

你可以使用金属刮磨修胚工具。

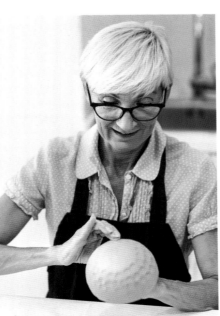

个性风格

你可以在罐子上捏出有规律的痕迹，使它具有不均匀的特色。

练习 2—泥条盘筑罐

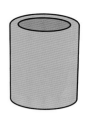

泥条盘筑罐

另一种简单的技术是搓一根长黏土泥条，然后将它盘绕成圆圈，逐渐堆积，形成罐壁。制作一块黏土平板作为底座，将第一圈泥条放在平板上，而不是盘绕在平板的边缘。然后将多余的平板切除。由于罐子是盘绕筑成的，你可以将它的内外磨平、磨光。

① 把一块黏土擀成一块平板作为底座。

开始时，底座可以是任何尺寸，以后再修理。

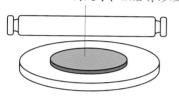

② 将黏土搓成直径约为5毫米的长泥条。

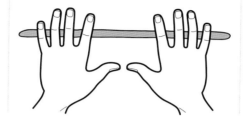

③ 将长泥条的一端放在底座上，然后将它盘绕一圈。

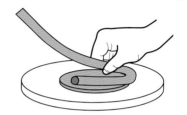

④ 将第二圈长泥条盘绕在上面，用手指向下压，使它与第一圈粘在一起。

泥条的斜接口

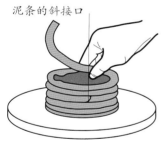

⑤ 将泥条圈的侧面磨平、磨光。

可以用金属修胚工具。

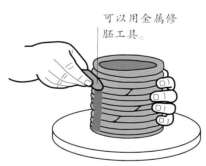

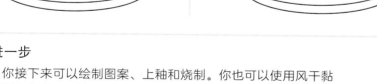

更进一步

你接下来可以绘制图案、上釉和烧制。你也可以使用风干黏土或聚合物黏土，这两种黏土都不需要烧制。你还可以用金属黏土，然后在家里用喷灯烧制。

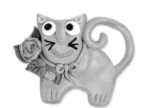

聚合物黏土模型

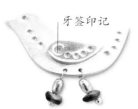

牙签印记

金属黏土胸针

用混合釉料绘制的图案。

窑内熔釉产生的光亮防水饰面。

磨光、上釉、烧制后的泥条盘筑花瓶

绳 结

打结是一项比较简单的技能，有很多实际应用。打结对你的大脑和手指灵活性也是一种很好的锻炼。

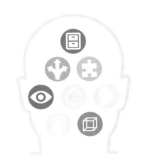

思维能力

提高三维视觉能力

·

有助于发展创造力和解决问题的能力

·

提高手眼协调能力

练习 1—绿松石龟背结

绳结通常被用于将松散的物体固定在一起或将同一根绳子的两端系起来。绿松石龟背结是绳结的一种，由于这种绳结非常不容易松脱，但是很容易解开，因此非常适合用于系鞋带。

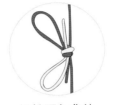

绿松石龟背结

① 将绳子绕在物体上，将绳子的一端在另一端上绕两圈。

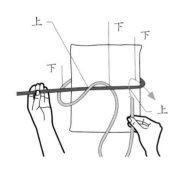

② 抓住绳子的不动端，并且拉另一端。

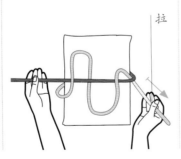

③ 在每端分别折叠一个环。

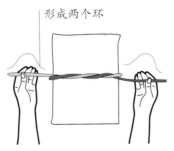

④ 将两个环交叉，右环在上，左环在下。

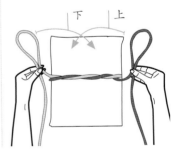

⑤ 将左环缠绕在右环上。

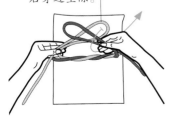

⑥ 将左环和右环都穿过下面的空隙。

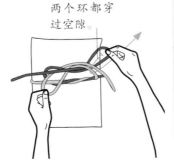

⑦ 现在这个结看起来有点乱，但是当你拉两个环时会发生什么呢？

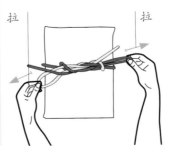

⑧ 用力拉环，将结收紧。

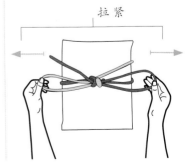

练习 2—系木结

这种绳结常被用于将船只系泊在永久的桩体上，也被用于将绳端固定在环、杆或其他固定支架上。系木结相当牢固，在需要解开的时候，即使绳子上有重载，也很容易解开。

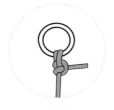

系木结

打结时，绳子或线的活动端被称为工作端，另一端被称为不动端。

① 为了将绳子固定到环上，首先将绳子的一端穿过金属环。

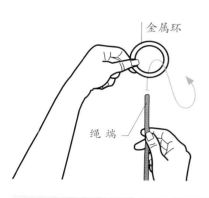

金属环

绳端

② 将绳端拉到金属环的后面，然后再次将绳端穿过金属环。

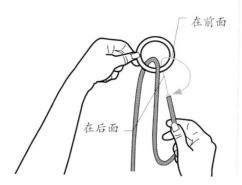

在前面

在后面

③ 先将绳端移到不动端的下方，然后绕到不动端的上方，拉绳端来收紧结，这样就打了第一个半结。

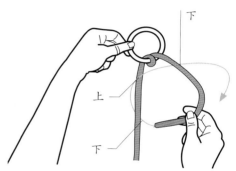

下

上

下

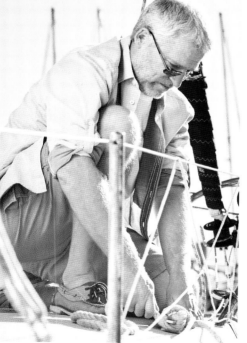

④ 重复第3步，来打另一个半结，使它们缠绕的方向相同。

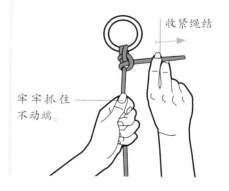

上

下

⑤ 抓住不动端，拉紧它，同时拉工作端来收紧绳结。

收紧绳结

牢牢抓住不动端。

必备技能

许多种类的绳结是为航海而发明的。打系木结可以很快，并且也很容易解开，因此它很受水手们的喜爱。

练习 3—猴拳结

这种结在绳子的末端形成一个重球，可以防止绳子从开口中滑落，也可以使绳子更容易被抛出。它也可以被用作装饰结，例如作为钥匙扣。

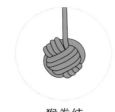

猴拳结

① 估计需要的绳子长度，然后将绳子缠绕在你的手上。

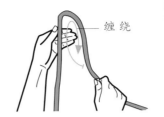

缠绕

② 将工作端在手上再缠绕两次。

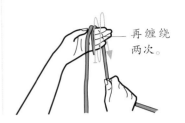

再缠绕两次。

③ 用拇指压住第一批绳环。

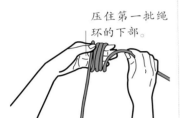

压住第一批绳环的下部。

④ 转动你的手，将绳子缠绕在第一组绳环上。

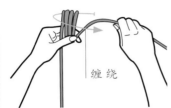

缠绕

⑤ 将绳索向第一组绳环内再缠绕两次。

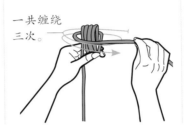

一共缠绕三次。

⑥ 将工作端穿过第一组环的下部和上部。

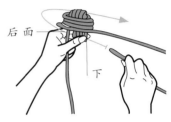

后面

下

⑦ 重复第6步三次。

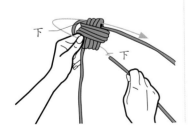

下

下

⑧ 如果你想增加绳结的重量，现在可以往里塞进一颗球。

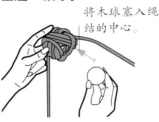

将木球塞入绳结的中心。

⑨ 将绳结旋转90°，再次将工作端穿过。

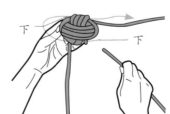

下

下

⑩ 将工作端穿过面向前面的环。

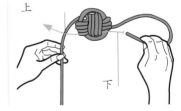

上

下

⑪ 握住绳结，并且拉工作端来收紧绳结。

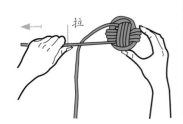

拉

⑫ 将松弛的环分别拉紧。

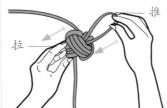

推

拉

⑬ 在拉紧松弛的环的同时，使绳结形成均匀的形状。

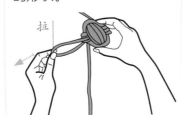

拉

⑭ 最后，拉绳子的两端，使绳结变得非常紧。

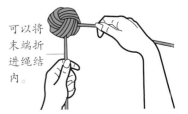

可以将末端折进绳结内。

更进一步

一旦你熟悉了基本的打结技巧，你就可以尝试打多种类型的绳结，将它们用于日常生活中。你还可以通过观赏手工艺品，例如梭织和花边（见下文）来进一步探索绳结艺术。下面这些手工艺品是使用绳子或线来制作的实用物品和装饰品。

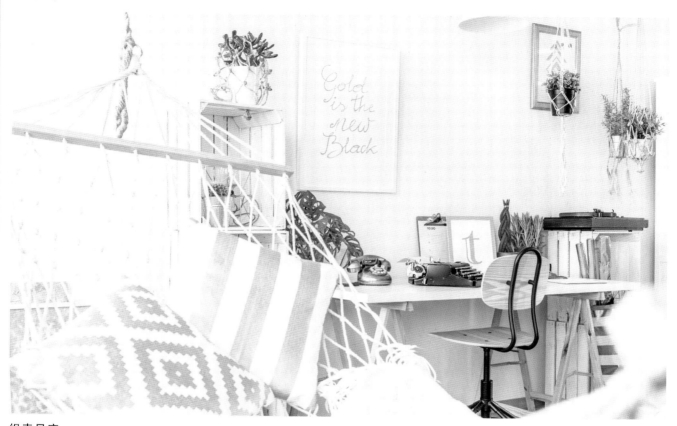

绳索吊床

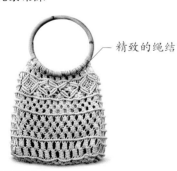

精致的绳结

绳结编织

绳结编织是用绳结制作松散编织品的艺术，通常用于制作实用物品，例如袋子和悬挂式花篮。

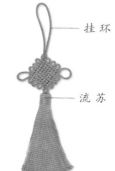

挂环

流苏

中国结

被用作装饰品的绳结在中国已经有数千年的历史。中国结通常是对称的。

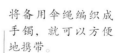

将备用伞绳编织成手镯，就可以方便地携带。

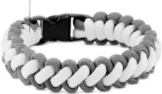

降落伞绳结

多彩而坚韧的绳子，例如降落伞使用的绳索，可以用来编织手镯。

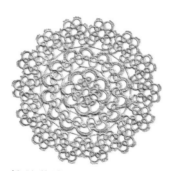

梭结花边

这种古老的装饰品制作技术使用简单的绳结，例如半结，来编制复杂的图案，通常用于制作衣领和桌巾。

针线手工

织毛线、缝纫和钩针编织等针线手工是忙碌一天后缓解放松的好方法，同时针线手工也能让你的手眼协调、模式跟随、专注力和超前思考能力得到锻炼，从而刺激大脑的发展。

思维能力

放松心情

专注和创意

增强精细动作的能力

锻炼记忆力

挑战 1—十字绣

十字绣是最容易学习的刺绣技术之一。你可以购买十字绣套件，里面有绣一件十字绣品所需的一切。你也可以去缝纫用品店设计你自己的作品，这个过程本身就乐趣无穷。

① 将针从后面穿出织物的一个孔。

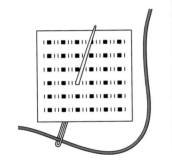

② 将针从第一个孔拔出，然后穿入右斜上方一格距离的孔。

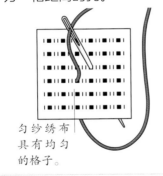

匀纱绣布具有均匀的格子。

③ 将针穿出第二个孔下方的孔。

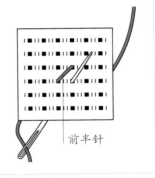

前半针

④ 将针再次穿入第一个孔，形成一个对称的十字。

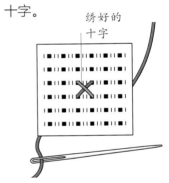

绣好的十字

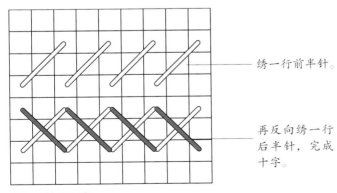

绣一行前半针。

再反向绣一行后半针，完成十字。

绣一块区域

有的十字绣设计中会有一整块颜色相同的区域，这时最快的方法是绣一行前半针，然后反向绣一行后半针。

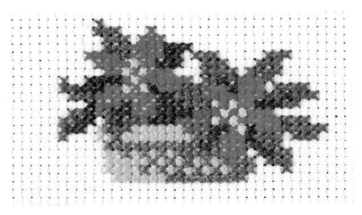

绣图画

十字绣设计是用针迹的颜色块构成的。即使这件作品的设计看起来是像素化的，你也可以清楚地将它识别为一个篮子。

挑战 2—钩织毯子拼块

钩针编织中最基础的针法是锁针。你可以先了解如何钩锁针，然后练习其他简单的针法，最后再尝试钩织简单的毯子拼块。下面的模式涉及三种针法：锁针、略针和长针。

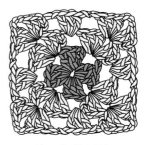

钩织好的拼块

① 先钩一个滑结。在钩针上绕线，形成一个环，然后将线拉过环。

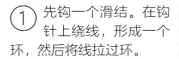
将线拉过环。

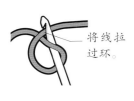
向上滑动，将结收紧。

② 在钩针上绕线，将线拉过钩针上的环，来钩第1个锁针，然后再钩4个锁针。

将线拉过钩针上的环。

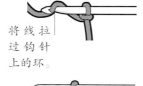
第1个锁针

③ 在第1个锁针上钩一个略针，使5个锁针形成一个环。

绕线，将线拉过第1个锁针和钩针上的环。

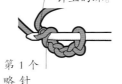
第1个略针

④ 现在开始钩下一行。钩3个锁针，充当第1个长针。参阅下面的"如何钩长针"。

从环上钩3个锁针。

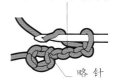
略针

⑤ 为了钩毯子拼块，在环上钩2个长针（见下面的"如何钩长针"）。

在钩好第2个长针之后，钩3个锁针。

将长针钩在环上，而不是钩在锁针中。

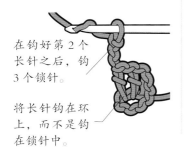

⑥ 重复3个锁针和3个长针的模式。最后一共得到4组长针。

在第一组的第3个锁针上钩略针来使这一圈闭合。

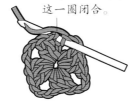

⑦ 钩3个锁针来开始第二圈，并且在第一个拐角钩2组长针。

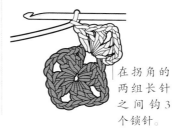
在拐角的两组长针之间钩3个锁针。

⑧ 对其他3个角重复第7步，然后用略针结束这一圈。根据需要添加几圈。

在开始下1组长针之前先钩1个锁针。

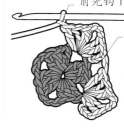
钩下一圈的时候，在这个空隙上钩1个长针组

如何钩长针

① 将线绕在钩针上，然后将线拉过第4个锁针。

绕线，并拉过锁针，形成新线环。

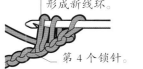
第4个锁针。

② 绕线，然后将线拉过钩针上的前2个线环。

拉过前2个线环。

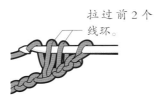

③ 再次绕线，并且将它拉过剩下的2个线环，留1个新线环挂在钩针子上。

将线拉过最后2个线环。

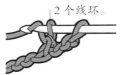

④ 钩好的长针应该如图所示。重复第1、2和3步来钩新长针。

钩好的长针。

在下一个锁针上钩新长针。

挑战 3—织围巾

　　手工编织是许多人喜欢的活动，其中的原因不难看出：手工编织让你的手指忙碌，使你不去想其他事情，最后你会得到一件独特的手工制品。一旦你学会了如何操纵棒针和线，如何起针和收针，并且掌握了一些基本的技术和针法，你就可以开始编织了。何不从一条简单易织的围巾开始呢？

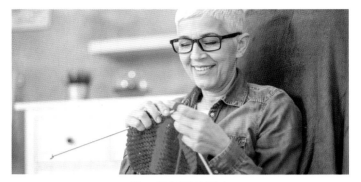

织一条舒适的围巾

① 起针

　　开始编织的时候，你需要将针目都套在一根棒针上，这个过程被称为"起针"。至少有6种起针方法，下图的方法向你展示如何在棒针上起第1个针目来完成起针。首先制作一个活结，然后将它套在棒针上，继续起针，直到针目构成的宽度是你想要的围巾的宽度。

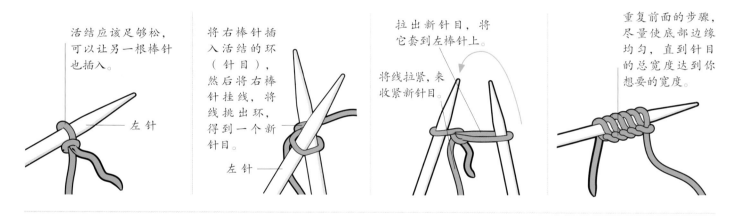

活结应该足够松，可以让另一根棒针也插入。

左针

将右棒针插入活结的环（针目），然后将右棒针挂线，将线挑出环，得到一个新针目。

左针

拉出新针目，将它套到左棒针上。

将线拉紧，来收紧新针目。

重复前面的步骤，尽量使底部边缘均匀，直到针目的总宽度达到你想要的宽度。

② 织平针

　　最基本的针法是平针。将右棒针插入左棒针上第一个针目，在右棒针上挂线，并且将线挑出第一个针目，将新针目穿在右棒针上。重复上述步骤，直到所有的针目都被转移到右棒针上。交换棒针，开始织下一行。

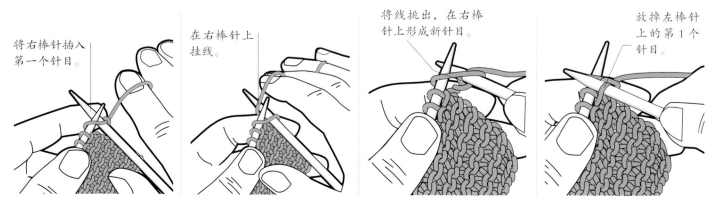

将右棒针插入第一个针目。

在右棒针上挂线。

将线挑出，在右棒针上形成新针目。

放掉左棒针上的第1个针目。

③ 添加颜色

继续织平针，直到得到所需要的围巾长度。如果你更喜欢条纹围巾，你可以在一行的开头用新颜色线织第1针目，抓紧新颜色线头，直到织了几个针目，然后剪掉前一种颜色线，留一段线头。以后可以将这两段线头藏入针迹里。

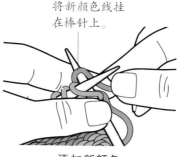

将新颜色线挂在棒针上。

添加新颜色

④ 收针

织到合适的长度，必须收针，以免针迹散开。将2个针目转移到右棒针上，然后将第1个针目提起来越过第2个针目。再将1个针目转移到右棒针上，然后将前一个针目提起来越过这一个针目。重复上述步骤，直到右棒针上只留下1个针目，然后剪断线，将线头穿过针目，拉紧。

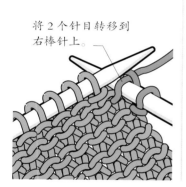

将2个针目转移到右棒针上。

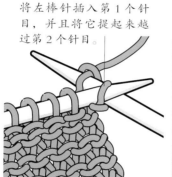

将左棒针插入第1个针目，并且将它提起来越过第2个针目。

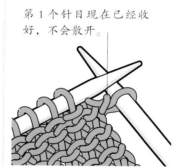

第1个针目现在已经收好，不会散开。

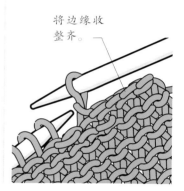

将边缘收整齐。

更进一步

钩针编织

还有许多其他图案的毯子拼块。你可以从在线教程中学习新的针法和图案，然后尝试钩织帽子或围巾等服饰。

棒针针织

学习如何织反针和滑针，以及如何加针和减针，这是塑形的关键。然后尝试一些简单的图案，例如隔行正反针织法、螺纹编织法和桂花针。你甚至可以尝试不用棒针的手臂编织。

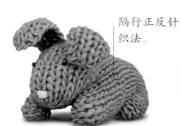

隔行正反针织法。

玩具兔

简单容易的项目。

钩织的婴儿鞋

学习如何给服饰塑形。

钩织的无檐小便帽

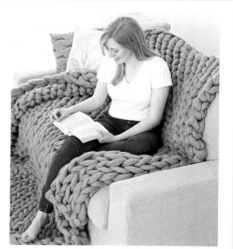

用手臂编织的厚毯子

折纸与纸艺

折纸是一种古老的艺术。简单地转动和折叠纸张，你就可以制作各种折纸作品。折纸专用纸很薄，呈方形，每面都有不同的颜色或图案，但是你也可以用现有的普通纸张进行练习。

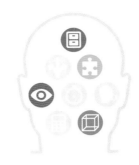

思维能力

发挥创造力

有益健康，使人全神贯注

提高三维视觉化能力

发展精细动作能力

提高手眼协调能力

挑战 1—狐狸

试试折这只奇异的狐狸，体验折纸的乐趣。如果你用的纸一面是红色或橙色而另一面是白色，则折好的狐狸会更好看。不要黏合或切割，折纸的艺术是折叠的艺术。

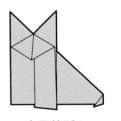

奇异的狐狸

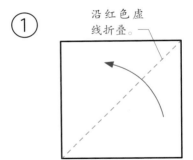

① 沿红色虚线折叠。

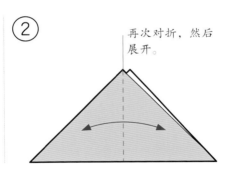

② 再次对折，然后展开。

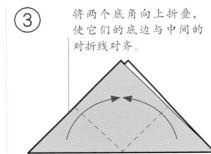

③ 将两个底角向上折叠，使它们的底边与中间的对折线对齐。

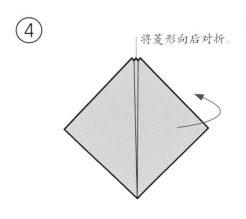

④ 将菱形向后对折。

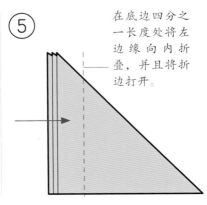

⑤ 在底边四分之一长度处将左边缘向内折叠，并且将折边打开。

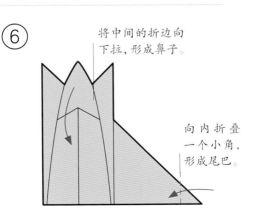

⑥ 将中间的折边向下拉，形成鼻子。

向内折叠一个小角，形成尾巴。

挑战 2—天鹅

这只优雅的天鹅很容易折叠，而且可以用餐巾来折叠。你可以将干净的餐巾折叠成天鹅，放在宴会桌上。

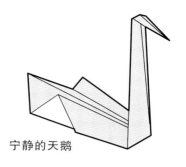

宁静的天鹅

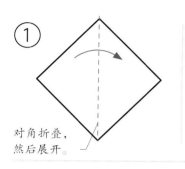

对角折叠，然后展开。

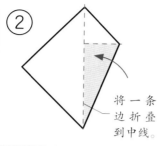

将一条边折叠到中线。

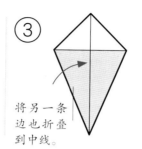

将另一条边也折叠到中线。

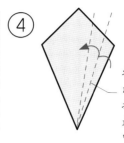

将一条长边以尖角来回折叠两次，最后折叠到中线。

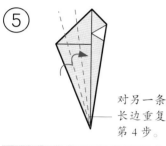

对另一条长边重复第 4 步。

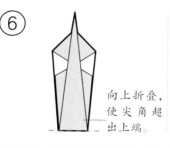

向上折叠，使尖角超出上端。

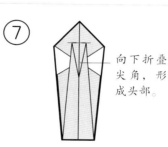

向下折叠尖角，形成头部。

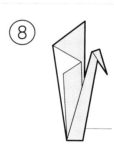

拉出头部和颈部，并且打开褶皱，形成身体。

挑战 3—小猪

这只小猪更具挑战性，但是如果你仔细按照图示折叠，你很快就会知道需要折叠的位置以及如何折叠鼻子和尾巴。

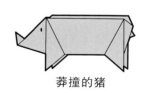

莽撞的猪

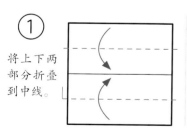

将上下两部分折叠到中线。

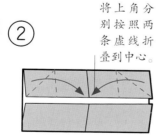

将上角分别按照两条虚线折叠到中心。

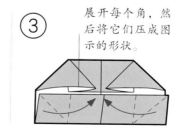

展开每个角，然后将它们压成图示的形状。

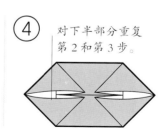

对下半部分重复第 2 和第 3 步。

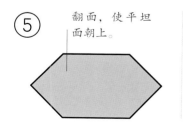

翻面，使平坦面朝上。

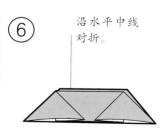

沿水平中线对折。

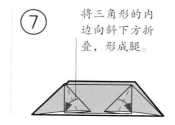

将三角形的内边向斜下方折叠，形成腿。

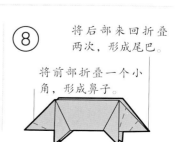

将后部来回折叠两次，形成尾巴。

将前部折叠一个小角，形成鼻子。

挑战 4—古怪的青蛙

通过折叠这只古怪的绿色青蛙，你可以提高新学到的折纸技术。折叠好的青蛙会跳！你可以轻轻按青蛙的尾部，让它跳起来。何不多做几只青蛙，让它们比赛看看谁跳得最远？

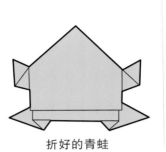

折好的青蛙

① 对折。

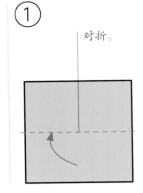

② 将纸打开，再次对折。

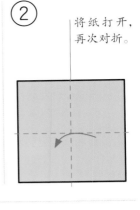

⑧ 沿着折叠线将左右两条边向内折压，使上部形成三角形。

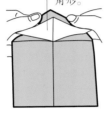

⑨ 将纸的底边向上折叠到三角形的底边。

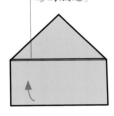

⑩ 将三角形下面的左边折叠到中线。

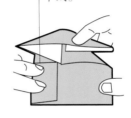

⑪ 将右边也折叠到中线。

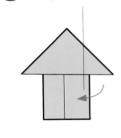

⑫ 将矩形的下半部分折叠到三角形的底边。

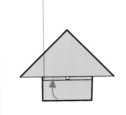

⑰ 将左右角向下折叠，在中间相遇。

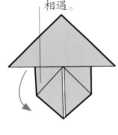

⑱ 将三角形的两个底角分别以一定角度向上折叠。

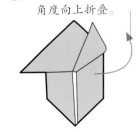

⑲ 将下部两个角分别以一定角度向上折叠。

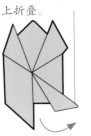

⑳ 将青蛙的下半部分向上折叠。

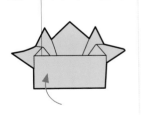

㉑ 将底部矩形向下对折。翻过来，青蛙折好了。

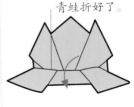

挑战 5—巧妙的盒子

制作盒子与折纸不同，但是会带来有趣的空间挑战和数学挑战。你可以在互联网上找到盒子模板，但是设计自己的模板，并且研究如何剪裁和折叠，是锻炼你的大脑的极好机会。你可以使用彩纸或印有图案的卡纸，让你的盒子看起来显得更华丽。

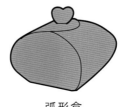

弧形盒

① 如图，在上下两端各剪切一小段狭缝，使狭缝的长度刚好能让左右两端的心形小片穿过。

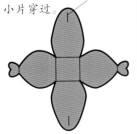

② 将两个心形小片叠在一起，然后将有狭缝的两片折起来，将狭缝套入心形小片进行固定。

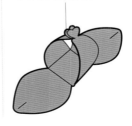

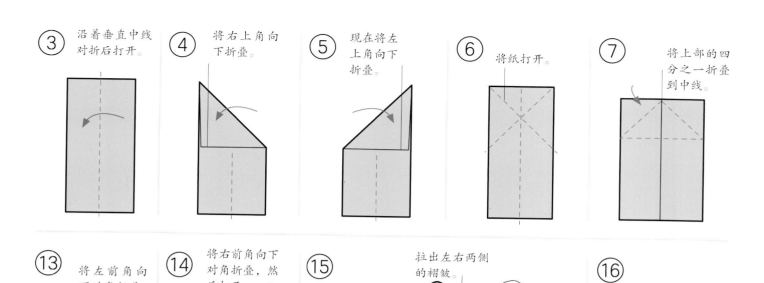

③ 沿着垂直中线对折后打开。

④ 将右上角向下折叠。

⑤ 现在将左上角向下折叠。

⑥ 将纸打开。

⑦ 将上部的四分之一折叠到中线。

⑬ 将左前角向下对角折叠，然后打开。

⑭ 将右前角向下对角折叠，然后打开。

⑮ 拉出左右两侧的褶皱。

⑯ 将褶皱压平，做成船形。

更进一步

　　除了折叠动物以外，你可以尝试更复杂的项目来提高你的折纸技能。互联网上有很多想法和教程可以给你灵感。你还可以报名上课，或者尝试其他类型的纸艺，例如剪纸、衍纸、纸雕、纸型和卡片制作。

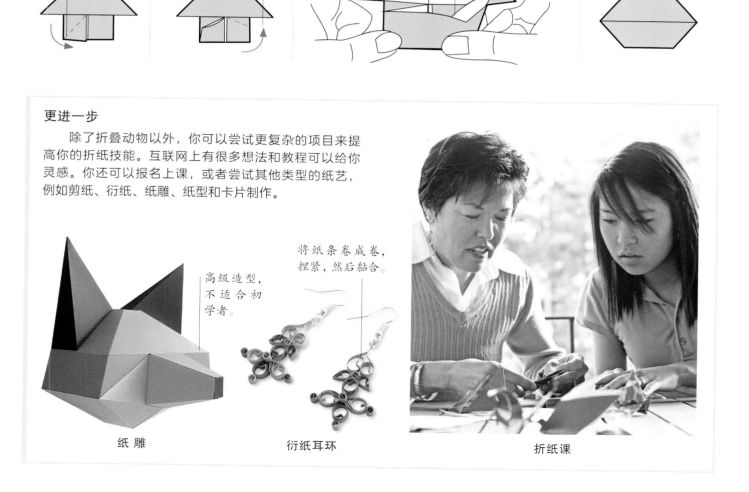

高级造型，不适合初学者。

纸 雕

将纸条卷成卷，捏紧，然后黏合。

衍纸耳环

折纸课

园 艺

园艺是一种给人满足感的爱好。看着你种下的植物成长，即使你只有一个阳台或很小的户外空间，也会使你产生很大的成就感。

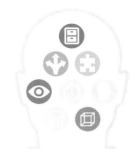

挑战 1—多肉植物画

多肉植物对初学者来说是非常好养的植物，它们有多种形状、颜色和习性，并且相对来说不需要很多照料。园艺商店一年四季都有多肉植物供选购，你可以选择比较矮小而且适合盆栽的品种。

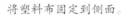

墙上花园

思维能力

减轻压力

增强免疫力

增强自尊心、动力和满足感

改善情绪，增强与大自然的联系

① 选择浅盒子或深相框，刷上油漆或清漆，然后在盒子背面安装挂钩，供悬挂用。

需要用耐候性油漆或清漆。

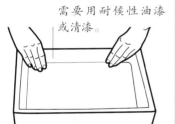

② 用热熔胶枪或订书钉将一层结实的塑料布（例如旧堆肥袋）固定在盒子里面，然后剪去多余的塑料布。

将塑料布固定到侧面。

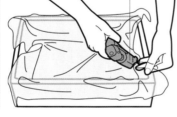

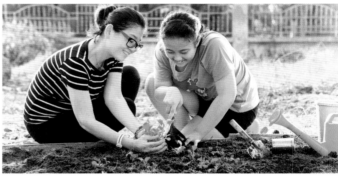

菜 园

如果你有空地，可以开出一块菜地。你也可以在盆中种植西红柿、胡萝卜和生菜，比购买的好吃。

③ 用营养土（可在园艺商店买到）填充盒子，注意使营养土厚度均匀。

避免留下间隙，尤其是在角落处。

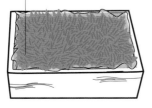

④ 在营养土上覆盖细铁丝网，将其用订书钉或钉子固定在盒子边缘，然后剪掉多余的细铁丝网，折入锋利的边缘。

拉紧细铁丝网。

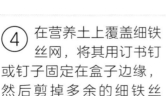

⑤ 细心地修剪植物的根，不要剪掉主根。在营养土上挖洞，然后将植物的根部放入洞中。

用营养土填充缝隙。

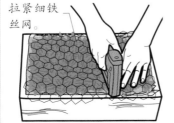

⑥ 将盒子水平放置数星期，使植物扎根，然后将盒子竖起来悬挂或固定在墙上。

当感觉营养土干燥时，取下盒子，浇少许水。

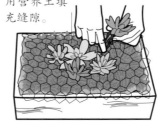

挑战 2—水生物缸

　　水会将野生动物吸引到花园，不一定非要大池塘或小溪，一口大缸或水槽也会吸引昆虫来安家，并且为鸟类提供洗澡和饮水的地方。

① 选择一只结实的、没有排水孔的大陶瓷缸，放到合适的地方。

② 如果缸内没有上釉，则可涂一层池漆，放置过夜，使漆晾干。

③ 将缸装满水，检查是否有渗漏，必要时再涂一层池漆。

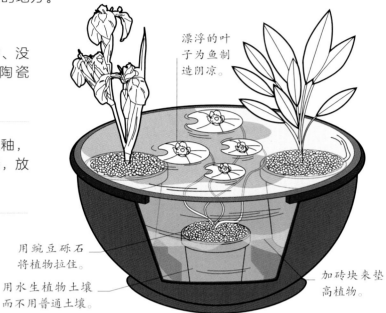

漂浮的叶子为鱼制造阴凉。

用豌豆砾石将植物拉住。

用水生植物土壤而不用普通土壤。

加砖块来垫高植物。

④ 选择水生植物和沼泽植物混合种植，来给水充氧。

⑤ 如果你打算在缸里养鱼，请先将盛满水的缸放置至少一星期，以便除去水中的氯。

⑥ 定期清除死掉的植物。冬天清空缸里的植物和鱼，以防止它们冻死。

挑战 3—实施一个项目

　　你想在院子里开辟出一角花园吗？何不现在就制定计划呢？先绘制"之前"和"之后"的草图，预测它在两年或五年后的样子。在动工之前，先制作一个设计规划情绪板，制定计划，寻找材料，然后买材料。准备好了吗？现在可以开始挖了！

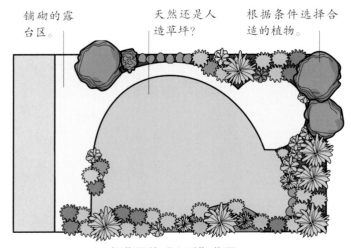

铺砌的露台区。

天然还是人造草坪？

根据条件选择合适的植物。

理想花园的"之后"草图

更进一步

　　园艺不一定是一项单人的活动。从你的花园中剪一些植物，与邻居交换，这是一种获得更多植物并且让你参与社区交流的便利方式。你还可以参加当地的比赛，例如花卉和农产品展览。如果你想要真正的挑战，可以试试能不能种出可以参展的特大蔬菜瓜果。

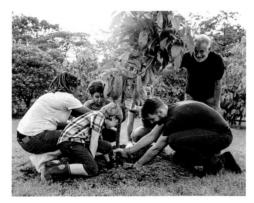

参加社区花园项目

辨认野花

任何一块自然土地上几乎都有野花生长。学习辨认野花将使你的散步时间变得丰富多彩，并且增强你的记忆力和观察力。

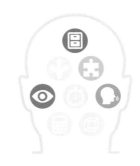

思维能力

培养注意力和专注力

提高记忆力

丰富词汇，增强表达能力

通过探索自然来改善心情

练习 1—辨认

辨认一株野花需要观察能力。赏花的最佳时间是春夏两季鲜花盛开的时候。在其他季节，你必须依靠叶子形状、植物习性、种子头或蓓蕾来辨认。

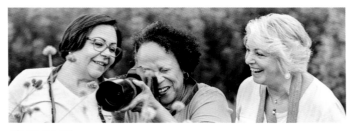

捕捉瞬间

拍摄花卉不仅是记录所见物种的好方法，还可以锻炼你的摄影技巧。

① **观察什么？**

不同的物种在不同的栖息地繁衍生息，你应该事先做好功课，查明你所在的地区在什么季节开什么花。外出时带上野外指南也会有所帮助。

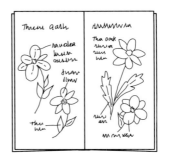

练习 2—压花

压花可用于装饰卡片和蜡烛等物品。你可以将采摘的鲜花放在可密封的塑料袋中，带回家，然后将它们放入水中，加少许糖或花肥。请不要在自然保护区或公园采花。

① 将花朵放在半页吸墨纸上，注意不要使花相互接触。

吸墨纸会吸潮。

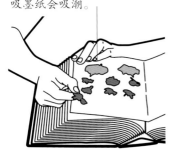

② 将吸墨纸折叠，覆盖花朵。合上时小心地使花朵保持在原位。

合上书时使花朵保持原位。

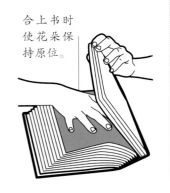

③ 在书上面放一些厚重的书，然后放在温暖干燥的地方晾大约4个星期。

在上面放一些书。

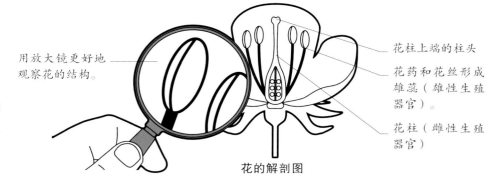

② **仔细观察**

　　花的所有部分在受精过程中都有作用。仔细观察一朵花，数一数雄性生殖器官（雄蕊）和围绕雌性生殖器官排列的花瓣的数量，这些特征有助于你识别物种。

用放大镜更好地观察花的结构。

花柱上端的柱头

花药和花丝形成雄蕊（雄性生殖器官）。

花柱（雌性生殖器官）

花的解剖图

③ **辨认特征**

　　有些物种的花的形状、花瓣的数量以及颜色很有特色，很容易识别。植物可能有单花或成簇的花。如果一株植物没有花，它的种子和果实也是识别它的重要线索。

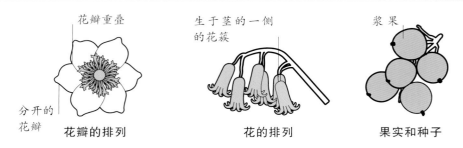

花瓣重叠

生于茎的一侧的花簇

浆果

分开的花瓣

花瓣的排列

花的排列

果实和种子

④ **备存纪录**

　　记录你找到的花朵，以及任何可能有助于识别这些物种的细节。你还可以为你观察到的花朵绘制草图或拍照，以便日后识别它们。详细的记录可以帮助你创建一个你所看到的物种和看到的时间的数据库。

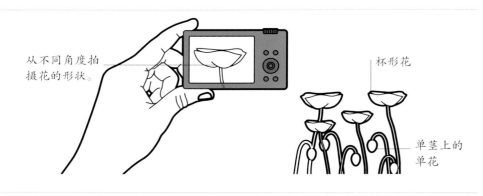

从不同角度拍摄花的形状。

杯形花

单茎上的单花

④ 为了将花粘在卡片上，你需要用镊子夹住一朵花，然后用牙签在花的背面涂上一点胶水。

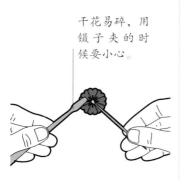

干花易碎，用镊子夹的时候要小心。

⑤ 用镊子将花放在卡片上，然后用镊子轻轻按压使它固定。

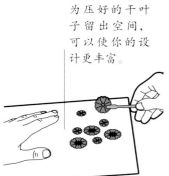

为压好的干叶子留出空间，可以使你的设计更丰富。

⑥ 将完成的图画晾干。如果你愿意，可以用黏性或可熨烫的透明薄膜将花朵密封。

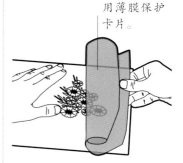

用薄膜保护卡片。

更进一步

　　野花是重要的生态系统的一部分。被特定种类的花吸引的昆虫可能有助于我们识别这些植物，但是昆虫本身也值得我们仔细观察。

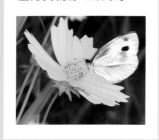

观 树

大多数动物的栖息地中都有树木，你可以通过学习如何识别树种来丰富你的知识，提高你的观察能力。

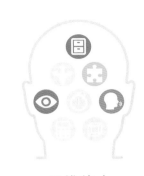

思维能力

有助于增强注意力和专注力

测试记忆力

锻炼语言能力

练习一观察

选一棵你不知道的树，开始问自己一些问题。一年四季，观察这棵树的树皮、芽、叶、花和果实（如果有的话），看看你是否可以将它们联系在一起，来构建一个完整的物种图像。如果你在野外，你可以做笔记和拍照。

① **测量树木**

树的高度和最大宽度是有用的识别特征。 让一位朋友站在树下，用铅笔目测树的高度和你朋友的身高的比例，然后用你朋友的真实身高来估算树的高度和最大宽度。

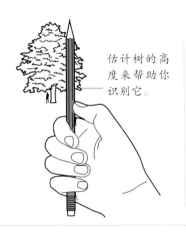

估计树的高度来帮助你识别它。

② **树皮拓印**

如果你无法画出树皮，可以用拓印来准确地记录树皮的纹理。

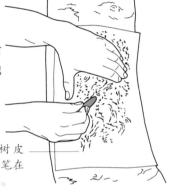

将纸覆盖在树皮上，然后用蜡笔在上面涂出纹理。

③ **做记录**

建立一个笔记档案，记录多个物种，将你了解的知识记在数据卡片上、计算机数据库中或传统的笔记本中。

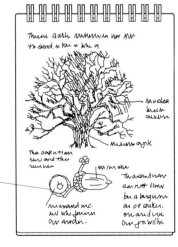

记录并且绘制你观察到的细节。

心情和记忆

花些时间在大自然中可能有助于改善你的心情，你也可以利用这段时间学习识别物种来增强记忆力。

④ **叶 形**

植物叶子的大小和形状使植物能够在它们的自然栖息地及其气候中茁壮成长。

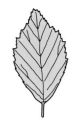 椭 圆

 条 形

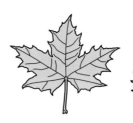 掌 形　蕨类植物

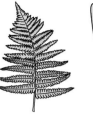 松针　针 形　单独的叶子　掌状复叶

⑤ **叶 缘**

叶子的边缘可以显示有关这种植物和它的自然环境的信息。与带齿的边缘相比，光滑的边缘使植物失去较少的水分。

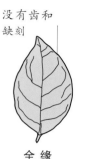 没有齿和缺刻　全 缘

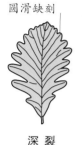 圆滑缺刻　深 裂

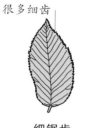 很多细齿　细锯齿

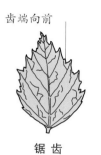 齿端向前　锯 齿

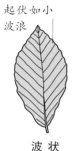 起伏如小波浪　波 状

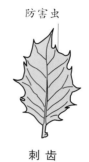 防害虫　刺 齿

⑥ **叶 序**

叶子有多种排列次序。记下这些细节，因为它们提供了关于树种的线索。

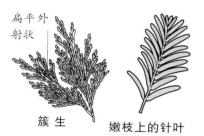 扁平外射状　簇 生　嫩枝上的针叶

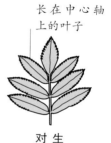 长在中心轴上的叶子　对 生

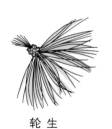 轮 生

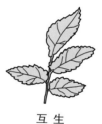 互 生

⑦ **结果、结种子吗?**

从仲夏开始，你可以看到树木结出果实和种子。在凉爽的地区。这些果实和种子会在秋季落到地上。

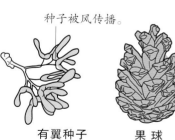 种子被风传播。　有翼种子　果 球

 可以被动物传播。　食用水果

更进一步

看看树木周围、树木上和树木里生长的东西。树木有自己的小动物、植物和真菌生态系统，它们依靠树木获得食物和住所。秋天的时候，专程去看看树叶的颜色是如何变化的，写笔记，记录这些变化。种植一棵树，给你的花园增色。种植前考虑树的大小、习性和适应性。种植后，欣赏它随着时间的变化和成长。在不同的季节、光线等条件下拍照存档。

⑧ **开花吗?**

许多树上都开花，这可以帮助我们识别它们的物种。花朵的形状可以告诉我们花朵是如何授粉的。

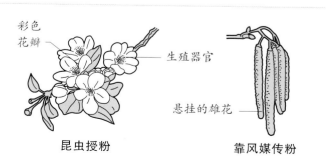 彩色花瓣　生殖器官　悬挂的雄花　昆虫授粉　靠风媒传粉

观 鸟

观鸟是观赏野生动物的最便捷方式之一，几乎可以在任何地方进行。学习识别鸟类将提高你的记忆力和观察能力。

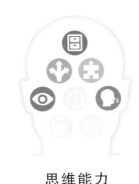

练习 1——吸引鸟类

鸟类会造访几乎任何绿地，但是如果你打算吸引它们来你家的花园或阳台，就应该考虑它们的需求。在理想情况下，你应该提供食物、合适的筑巢条件、可以遮蔽的植物，还有水。如果你没有空间，可以将喂鸟器粘在窗户上。

① **喂鸟器**

根据你想要吸引的鸟类选择喂鸟器，将喂鸟器安放在远离捕鸟动物藏身的地方。

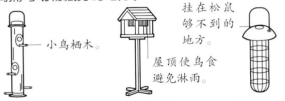

小鸟栖木。

挂在松鼠够不到的地方。

屋顶使鸟食避免淋雨。

管状喂鸟器　　　台式喂鸟器　　　悬挂式喂鸟器

② **植物**

鲜花和水果可能会吸引许多昆虫，而这些昆虫正是花园鸟类的食物。

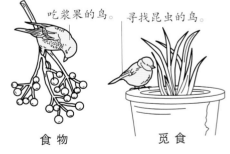

吃浆果的鸟。　　寻找昆虫的鸟。

食物　　　　觅食

③ **水**

鸟浴池不仅仅是鸟类饮水的地方，鸟类也会将它用作梳理羽毛的地方。

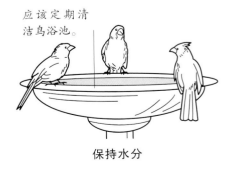

应该定期清洁鸟浴池。

保持水分

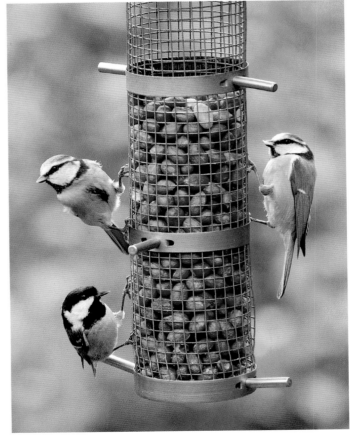

一起进食

不同的鸟类造访同一只喂鸟器的情形并不罕见，尽管在交配季节鸟类可能会变得更有领土意识，并且会驱逐其他鸟类。

练习 2—羽毛

鸟类的羽毛赋予它们独特的颜色和标记。雀形目是鸟纲中最大的一个目。虽然雀形目家族中的鸟类在体型大小和形状上可能相似，但它们通常具有独特标记，有助于我们识别它们。请用右侧的插图熟悉典型鸟类羽毛的各个区域。

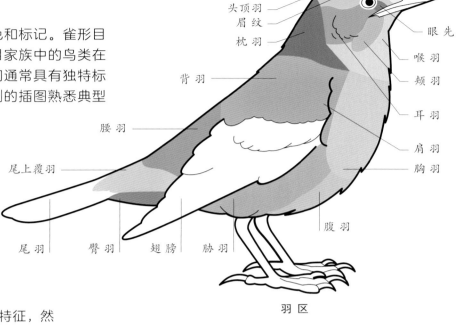

羽区

① **精细标记**

研究这里的每只鸟，记住它们的特征，然后翻到第150页完成第2步。

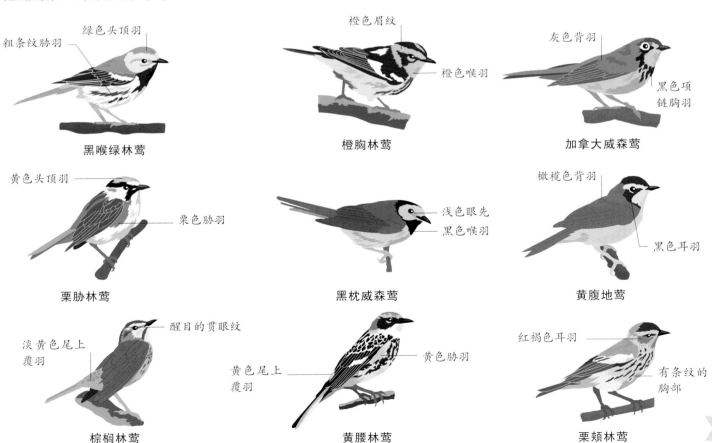

黑喉绿林莺

橙胸林莺

加拿大威森莺

栗胁林莺

黑枕威森莺

黄腹地莺

棕榈林莺

黄腰林莺

栗颊林莺

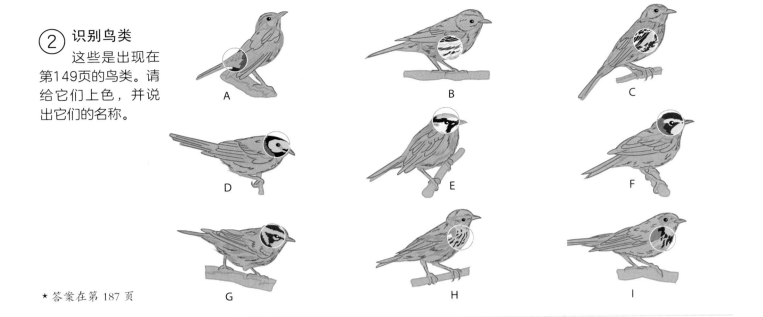

② **识别鸟类**

这些是出现在第149页的鸟类。请给它们上色，并说出它们的名称。

A   B   C

D   E   F

G   H   I

★ 答案在第 187 页

练习 3—做记录

你可以利用野外观鸟指南来帮助你识别鸟类，但是做观鸟笔记可以从很多方面锻炼你的大脑。你可以通过仔细聆听鸟类的不同叫声，观察它们的飞行模式以及其他行为，来训练你的眼睛和耳朵去识别鸟类的特征。

① **画 鸟**

画鸟将帮助你记住鸟的细节。你可以从鸟的整体形状、喙的大小和形状以及尾巴的长度开始，然后补充其他标记。

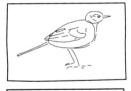
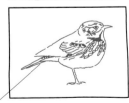

尽量添加细节。

② **声 音**

有时候，你看不见鸟但是能听到鸟叫。了解它们的叫声将有助于你识别它们。尝试用语音描述你所听到的各种鸟叫声。

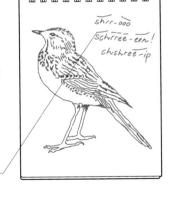

shrr-ooo
Schrree-een!
chshree-ip

添加线条来标识上升或下降的音高和音量。

③ **飞行模式**

识别飞行中的鸟很难，但是你可以记下它们拍打翅膀的节奏、翅膀的形状、尾巴的形状以及下翼上的图案或颜色。

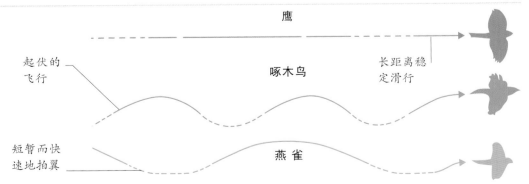

鹰

长距离稳定滑行

起伏的飞行

啄木鸟

短暂而快速地拍翼

燕雀

练习 4—外出观鸟

观鸟的乐趣之一是你不必走很远就能看到各种鸟类。即使在大城市里，你也可以在公园里和广场上看到鸟类。随着季节的变化，你可以看到不同的鸟类。

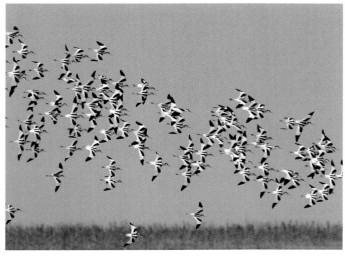

便于观鸟的栖息地

栖息地的环境会影响看见鸟的机会。在森林或树木繁茂地区观鸟较难，即使能看到也大多是单只的鸟，但是水鸟在它们的栖息地难以藏身，你经常可以看到成群结队的水鸟。

① 计划

无论你是去远方还是家附近，都要进行一些研究，查明什么时候能看到什么鸟。你可以访问观鸟网站，找到观鸟的理想地点。

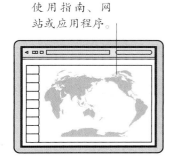

使用指南、网站或应用程序。

② 携带物品

你不需要携带很多设备，但是随身携带笔记本是个好习惯，双筒望远镜也很有用。

轻型双筒望远镜

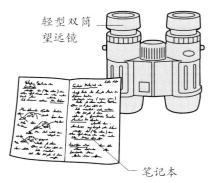

笔记本

③ 隐藏

野鸟很容易被潜在的威胁吓跑。观鸟屋和观景台为观鸟者提供了一个可以坐下等待鸟类的地方。

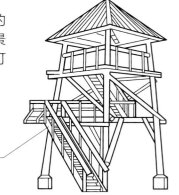

你可以在观景台上远距离观察湿地鸟类。

世界顶级观鸟者观察过9000多种鸟。

更进一步

如果你对观鸟更加认真，你可能需要考虑买一些设备，例如观鸟镜或录音设备。你可以与其他观鸟者一起进行观鸟游，使观鸟成为一种社交活动。

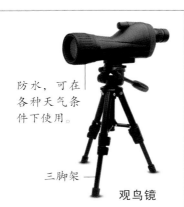

防水，可在各种天气条件下使用。

三脚架

观鸟镜

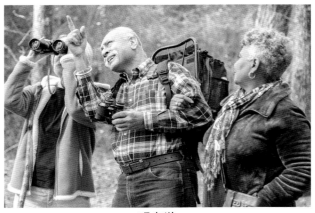

观鸟游

观 星

观星可以测试你的记忆力，并且锻炼你解决图形问题的能力。你可以学习在夜空中找到著名的星星，然后用这些星星找到有趣的星座。

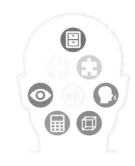

思维能力
增强记忆力

增强解决图形问题的能力

减轻压力，改善情绪

练习 1—从猎户座开始

夜空按星座被划分为 88 个区域。每个星座都是由连接星星的假想线构成的一个图形。猎户座是最著名的星座之一，只要找到构成猎户座腰带的三颗明亮的星，就很容易找到它。猎户座面对金牛座。

① **寻找天狼星**
在猎户座腰带的三颗星星上画一条假想直线，从参宿七那一侧开始，使这条直线延长到夜空中最亮的星星天狼星。

② **寻找红色星星毕宿五**
将第1步的假想直线向相反方向延伸，到达明亮的红色星星毕宿五。毕宿五是金牛座的"眼睛"。

③ **寻找双子座**
从参宿七到参宿四画一条近似直线，延伸到达双子座的北河二，附近有更亮一点的双子座北河三。

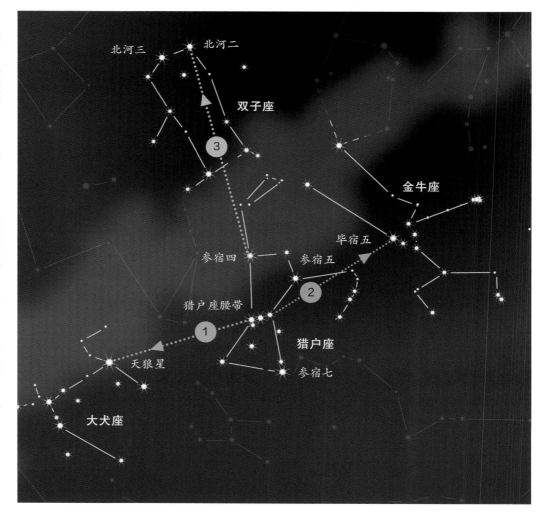

练习 2—用北极星导航

　　天球的最北端是只有北半球的观星者才能看到的区域，这里有两个特别著名的景观。第一个是北极星，这颗星的下面就是正北方，因此它是航海的重要辅助导航指示。北方天空的另一个著名景观是大熊座的北斗七星。

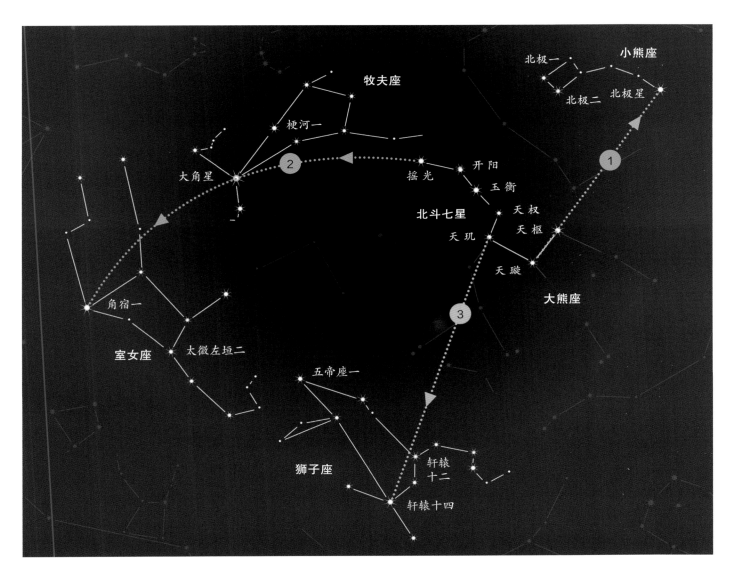

① **寻找北极星**
　　找到形状像平底锅的北斗七星，在其中的最后两颗星星（天璇和天枢）之间画一条直线，并且将线延伸，就能找到北极星。

② **寻找室女座**
　　北斗七星的把手不是直的，你可以将连接把手上的三颗星（玉衡、开阳和摇光）的曲线延伸到牧夫座的大角星，然后到达室女座的角宿一。

③ **寻找狮子座**
　　从北斗七星的天权开始，画一条到北斗的底部的天玑的直线，延长这条直线找到轩辕十四，它就是狮子座的一颗明亮的星星。

练习 3—寻找南十字座

南十字座是 88 个星座中最小的一个，它是南半球最著名的星座之一，但是从北半球的大部分地区看不到它。南十字座位于夜空中第三亮的星星南门二附近。

① 南指针

找到南十字座，然后从它的4颗星星中最暗的十字架四开始，画一条直线穿过对面的十字架三，将直线延伸到明亮的马腹一，然后再到更亮的南门二。南门二和马腹一被称为"南指针"，因为它们可以用来给南天极定位。

② 寻找南天极

画一条连接马腹一和南门二的直线，然后在这条直线的中点画一条垂直线。然后延长南十字座的轴，南天极就在垂直线和轴的延长线的交点。

③ 寻找南三角

从南门一画一条直线，穿过南门二，到达一颗相当明亮的星星，即三角形三。三角形三是南三角座中最亮的星星。

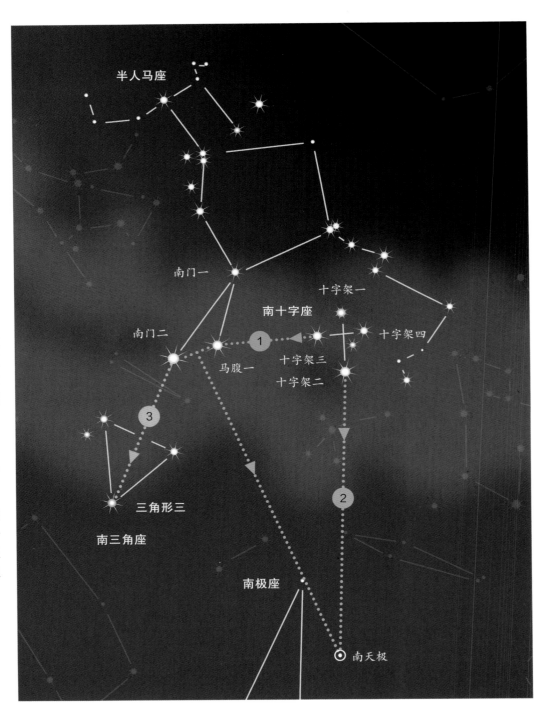

练习 4—月球地标

在满月或接近满月的晴朗的夜晚,月球朝向地球的一面上的月海(之所以如此命名是因为它们曾经被认为是海洋)和一些环形山清晰可见。

① **学习**
记住月球地图(右图)上的12个地标。

② **测验**
遮盖月球地图,说出右下图中A—L分别所指的地标。

③ **练习**
在晴朗的夜晚观看月亮,做同样的练习。

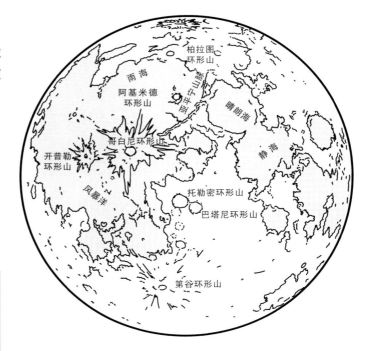

更进一步

即使你使用价格实惠的设备,也可以探索夜空的壮丽景色。如果你想架起望远镜拍摄夜空照片,那你就必须学习一些新技能,例如用坐标给远处的物体定位,并且考虑地球自转的影响。

折射望远镜

电动支架与地球自转保持同步。

望远镜

土星的复合数字图像

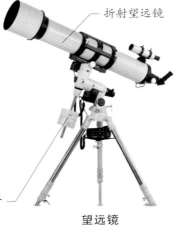

天文摄影

使用图像处理软件可以更容易地拍摄星系和行星等天体的照片。这种软件可以组合多次曝光,从而制作出一张清晰的照片。

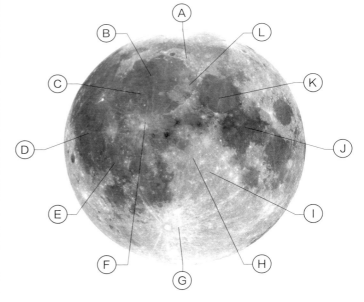

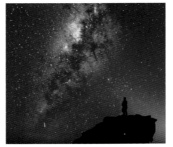

肉眼观星

你不需要昂贵的设备,也能探索夜空。在远离人造光干扰的地方,许多天体和天象,例如银河系,都可以用肉眼看到。

网 球

网球是锻炼身体和智力的很好的运动项目，对阵双方拼比击球的落点、力量和旋转，以及各种战术，尽力将球击到对方场地并使对方难以回击，从而得分赢球。

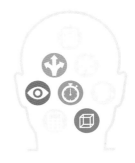

练习 1—击落地球

在网球游戏中，击落地一次后的球被称为"击落地球"。你可以在任何地方击弹起后的球，但是最常见的是在底线附近击球。有两种击球方式：正手和反手。反手击球可以用单手或双手握拍进行。

① 转动你的身体，使肩膀朝向球场，准备击正手球。将握球拍的手臂放在身侧，并且远离身体。

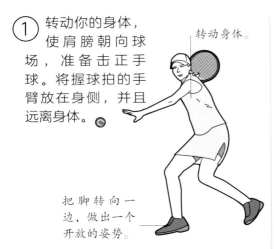

转动身体。

把脚转向一边，做出一个开放的姿势。

② 击球的时候向前挥动握球拍的手臂，扭转肩膀来产生力量。

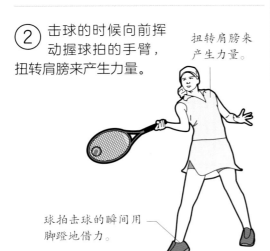

扭转肩膀来产生力量。

球拍击球的瞬间用脚蹬地借力。

握 拍

你的握拍姿势决定了你如何击球。正手握拍姿势包括西方式和半西方式。西方式握拍有利于打出上旋球，而半西方式的击球力量大。

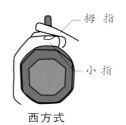

拇 指

小 指

西方式

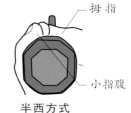

拇 指

小指腹

半西方式

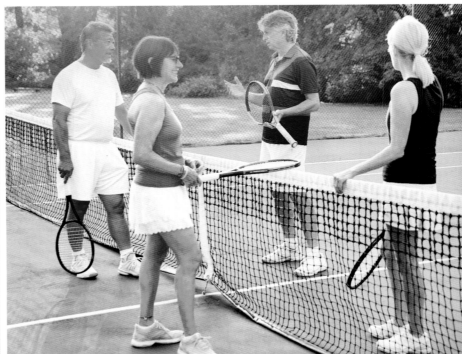

接球方

瞄准发球区
一角发球。

发球方

底线

斜线球

发球方和接发方分别站在发球区中线的两侧。发好球不仅仅是击出快速球，发球手必须变换球的落点，使球落点远离接球者。

在锦标赛中，男子网球手最快的发球速度超过每小时240千米。

社交的好处

网球可以是一项竞技运动，也可以是一项轻松的社交活动。你可以尝试双打或加入网球俱乐部，与能力相近的人一起打球。

练习 2—发球得分

在网球比赛中发球是得分的好机会。大多数初学者低手发球，也就是用正手在侧下方将球击出。但是上抛发球更有力！能够发出准确有力的球使对方难以回球，甚至直接得分，会给你带来很大的优势。

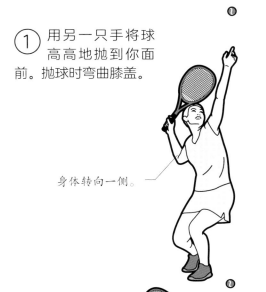

① 用另一只手将球高高地抛到你面前。抛球时弯曲膝盖。

身体转向一侧。

② 将持球拍的手举在后上方，并且弯曲肘部。当你开始向上挥动球拍时，用腿蹬地。

将身体转向球场，来产生额外的力量。

伸直腿。

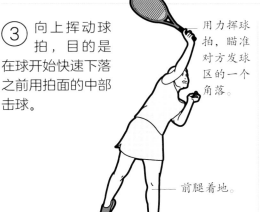

③ 向上挥动球拍，目的是在球开始快速下落之前用拍面的中部击球。

用力挥球拍，瞄准对方发球区的一个角落。

前腿着地。

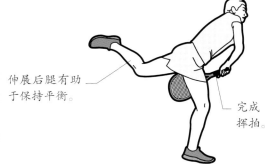

④ 继续挥动球拍，但是尽量注意球，并且为可能的回球做好准备。

伸展后腿有助于保持平衡。

完成挥拍。

更进一步

如果你想进一步探索网球竞技，你可以加入网球联赛。你还可以尝试其他球拍运动，例如壁球和羽毛球，不同的运动将给你带来不同的挑战。

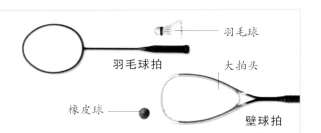

羽毛球

羽毛球拍

大拍头

橡皮球

壁球拍

高尔夫球

打高尔夫球是一项温和的非对抗性良性竞争运动，也是呼吸新鲜空气的好机会。它是一项个人运动，却又具有很强的社交性。将高尔夫球既远又准地打出去，需要对身体的每个关节都有非常好的控制。

思维能力

锻炼注意力和专注力

培养空间和定向能力

有利于社交

练习 1—握杆

打高尔夫球的一个关键是知道如何握杆。正确的握杆可以让你很容易转动手腕，这意味着在挥杆时你的杆头会被快速挥动。如果你握得对，你的手和前臂会自然地"摆动"球杆。

① 首先将球杆斜放在左手的手指上。

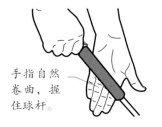

手指自然卷曲，握住球杆。

② 最后三根手指捏紧球杆，指尖刚好接触拇指根部的厚肌肉。

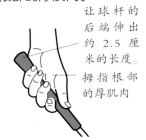

让球杆的后端伸出约 2.5 厘米的长度。

拇指根部的厚肌肉

③ 加上右手，使左右手相互补充。

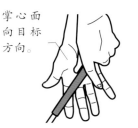

掌心面向目标方向。

④ 合拢右手。左手拇指位于右手的拇指根部的厚肌肉下方。

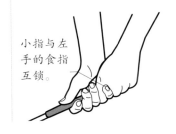

小指与左手的食指互锁。

练习 2—挥杆

将球击到很远的距离更多地依赖于技术和击球瞬间杆头对球的冲击速度，而不是肌肉的力量。培养出一个好的挥杆动作需要练习和对细节的注意。

① 上半身稍微弯向地面，膝盖稍微弯曲，双臂自然下垂，双手放在下颏正下方。

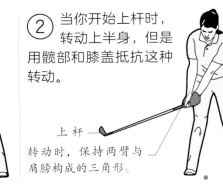

在开始挥杆之前，瞄准，也就是将杆头贴在球后面。

② 当你开始上杆时，转动上半身，但是用髋部和膝盖抵抗这种转动。

上杆

转动时，保持两臂与肩膀构成的三角形。

③ 扭转手腕来加速挥杆，准备下杆时将手腕扭转回来。在全挥杆之前尝试四分之三挥杆动作。

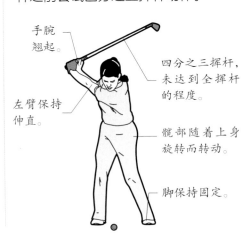

手腕翘起。

左臂保持伸直。

四分之三挥杆，未达到全挥杆的程度。

髋部随着上身旋转而转动。

脚保持固定。

练习 3—迷你高尔夫球

除非你能打出一杆进洞，否则你将需要用推杆技巧来将球打入球洞。你可以在花园里甚至客厅的地毯上练习推杆，也可以建造自己的迷你高尔夫球场，并且让它更具挑战性。你无需购买设备，只需要制造一些障碍。

更进一步

你可以去当地俱乐部上课，来得到技术指导和快速起步。如果你无法参加俱乐部，你可以使用练习场或果岭。高尔夫装备可能很贵，你可以寻找二手装备，你还可以尝试足球高尔夫或掷准飞盘，或者尝试用球槌代替高尔夫球杆。

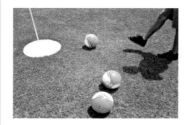
足球高尔夫

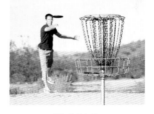
掷准飞盘

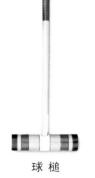
球 槌

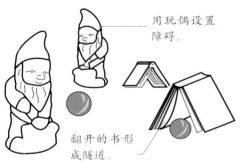

用玩偶设置障碍。

翻开的书形成隧道。

迷你高尔夫推杆

对于练习推杆，你可以利用水桶、水槽、锡罐，甚至侏儒玩偶等物体。

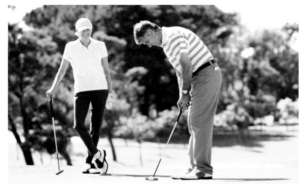

玩 伴

一个全长的 18 洞高尔夫球场的长度通常为 5.5—6.5 千米，玩一轮可能需要整个上午或整个下午，所以你有足够的时间与你的游戏伙伴或对手聊天。

---

④ 身体从脚踝以上向回转动。当上半身扭转回来时，双手应该落在击球的位置。保持双手连接，充满力量。

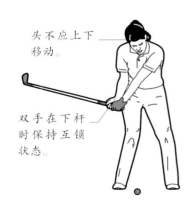

头不应上下移动。

双手在下杆时保持互锁状态。

⑤ 在球杆头触球前瞬间，扭转回手腕来提供最后的爆发力。你应该感觉到加速的杆头产生的离心力。

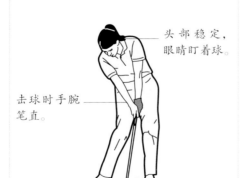

头部稳定，眼睛盯着球。

击球时手腕笔直。

⑥ 身体的动量使身体继续转动，进入后续动作。你应该能够保持这个平衡姿势几秒钟。

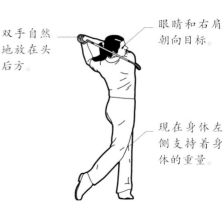

眼睛和右肩朝向目标。

双手自然地放在头后方。

现在身体左侧支持着身体的重量。

游 泳

游泳是一项全身运动，可以促进血液循环，有益于心脏健康，并且向大脑输送氧气和营养。游泳还有助于放松身心。

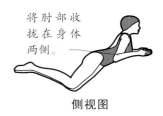

思维能力

减轻压力

·

促进血液流动

·

改善身体的协调性

挑战 1—蛙泳

蛙泳是一种最简单的游泳姿势，非常适合竞技游泳和休闲游泳。你可以周期性地将头抬出水面吸气，也可以一直将头保持在水面之上。

① 双腿和双臂伸展，掌心向外，双臂向外划水，然后将肘部收回到身体两侧。

将手臂稍微向下倾斜以获得更大的推力。

侧视图

逐渐弯曲肘部，将它们收回到身体两侧。

俯视图

② 将手掌放在胸前，肘部弯曲，将头部和肩膀向上抬出水面。

将肘部收拢在身体两侧。

侧视图

抬起肩膀的时候，双腿开始准备蹬水。

俯视图

③ 双手合十，将双臂向前伸出，与此同时，弯曲膝盖，像青蛙一样向外蹬水。

使脚跟靠近臀部。

侧视图

蹬水时，用脚的内侧边缘和脚底推水。

俯视图

户外游泳

在开放水域游泳，例如在湖泊或海洋等水生景观中游泳，可以促进血液循环，并且增强免疫力。开始的几次一定要和有经验的同伴一起游。

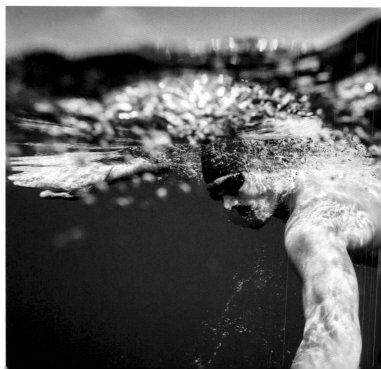

挑战 2—爬泳

爬泳是速度最快的游泳姿势，需要更多的能量，通常用于自由泳竞技比赛。当你将手臂举过头顶时，将头转向一侧呼吸。

① 将一只手臂放在身体前面，另一只手臂将水向身体下方划。同时双腿不停地交替踢水。

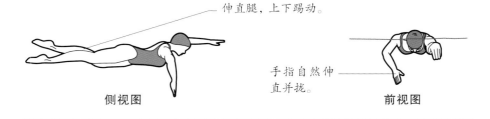

伸直腿，上下踢动。

手指自然伸直并拢。

侧视图　　　　　　　前视图

② 继续划水，直到手臂伸到臀部。将手臂从身后伸出水面，然后举过头顶。

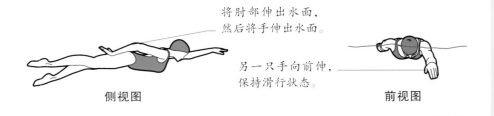

将肘部伸出水面，然后将手伸出水面。

另一只手向前伸，保持滑行状态。

侧视图　　　　　　　前视图

③ 手臂入水，指尖先插入身体前面的水中，而另一只手臂做第1—3步的动作。

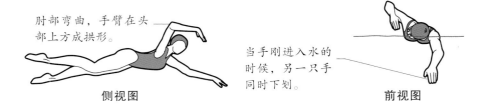

肘部弯曲，手臂在头部上方成拱形。

当手刚进入水的时候，另一只手同时下划。

侧视图　　　　　　　前视图

泳道

泳道是用水线在游泳池中分割成的区域。每条泳道通常有速度标记，以便游泳速度相同的人在一起游。

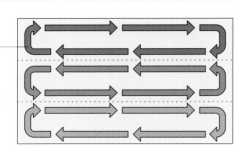

沿着泳道来回游泳。

更进一步

你可以使用一些简单的游泳用具来加强身体的特定部位。游泳时在大腿之间夹一块夹腿浮标，有助于增锻炼上半身的体力。你可以在身体前面手持一块浮板，专注于锻炼你的腿。你还可以在脚上穿游泳鳍，来增强推进力。

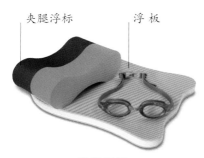

夹腿浮标　　　浮板

游泳用具

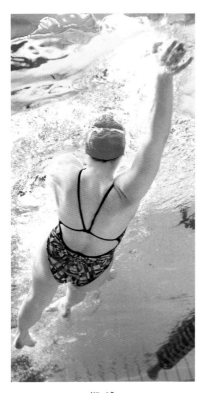

仰泳

瑜 伽

瑜伽对身心都有好处，任何年龄段的人都可以练习。你可以在家里练习，但是最好从上瑜伽课开始，这样你就可以在专业人士指导下舒适地做出动作，找到最适合你的姿势。

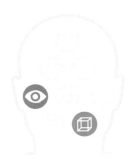

思维能力

专注于身心合一

提升身体的灵活性，改善仪态

缓解压力

放松和冥想

锻炼所有肌肉群

练习 1—体式

瑜伽课程中有许多体式，它们相互补充，来锻炼身体的关键部位。在开始练习体式之前一定要先做一些热身伸展运动，并注意不要将锻炼变成例行公事，不要只练习一个体式。你可以每天变换体式，或者在一段时间内专注于特定的练习，例如做一个多星期腿部肌肉、核心力量或呼吸的练习，然后换做其他体式。

下犬式

先趴在地面上，双手和双膝着地，然后将双膝抬离地面，向上后方抬臀部，使手臂和腿伸直。

肩部要放松。

上犬式

俯卧，双脚并拢，双腿伸直。吸气时，抬起头，使背部弯曲。不要做过度，保持在身体舒适的范围内。

肩胛骨向后收。

小桥式

开始时背部着地，双脚分开的距离与臀部同宽，膝盖弯曲。抬起臀部，将双手放在背部，使颈部、头部和肩部保持在地板上。

将手放在背部，而不是臀部。

将双脚平放在地板上。

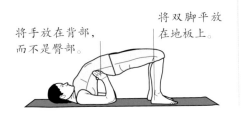

树式

双脚并拢，然后抬起一个膝盖，将抬起的脚放在站立的腿的大腿上。如果感觉舒适稳定，就将双手举过头顶。

站在垫子上容易保持稳定。

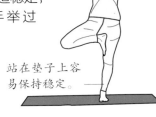

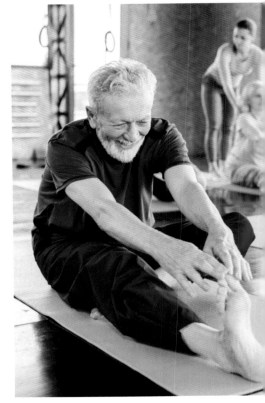

增强协调性

瑜伽非常适合增强身体的灵活性，你也可以调整姿势，保持在你力所能及的范围之内。瑜伽课堂也是一种有趣的社交场所。

练习 2—通过瑜伽提升专注力

日常生活充满了干扰，可能会严重破坏专注于特定工作的尝试。瑜伽可以帮助你放松，从而提升你的专注力。定期练习某些姿势，如莲花式、挺尸式、树式和山式，以及深呼吸技巧，将使你精神焕发。

闭上眼睛，但目光微微向下。

肩膀不斜不歪。

坐直，使脊柱保持挺直。

把手放在膝盖上。

双腿交叉，也就是将双脚放在大腿上。

手的位置（被称为手印）也被认为是姿势。

① 坐直。 交叉双腿，找到一个适合你的姿势。

② 将手放在膝盖上，掌心朝上。

③ 专注于你的呼吸。深深地、缓慢地呼吸。各种念头会随机出现，注意到它们，然后放它们离去。为了帮助你集中注意力，请试着从200开始倒数。

④ 从练习10分钟开始，然后逐渐增加时间。通过定期练习，你将能够使用呼吸来重新集中注意力，即使是在周围有干扰的情况下。

更进一步

尝试各种瑜伽来找到适合你的瑜伽。如果你是孕妇，你可以找专门教产前瑜伽练习的老师。你也可以尝试其他相关的练习，例如普拉提（参见第169页），或者将举重锻炼添加到你的日常活动中，以加强身体的关键部位。

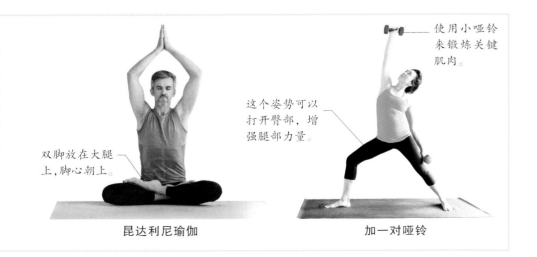

双脚放在大腿上，脚心朝上。

昆达利尼瑜伽

使用小哑铃来锻炼关键肌肉。

这个姿势可以打开臀部，增强腿部力量。

加一对哑铃

太极拳

太极拳是一种古老的中国武术，适合大部分人练习，包括手脚不利索的人。这种优雅的艺术被描述为"运动冥想"。

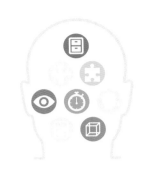

挑战 1—站姿

太极拳的流派和拳法有很多，一套拳法就是一系列拳式，而每套拳法都以正常的直立姿势开始。放松身体，使肌肉没有紧张感，然后双脚分开站立，膝盖弯曲。

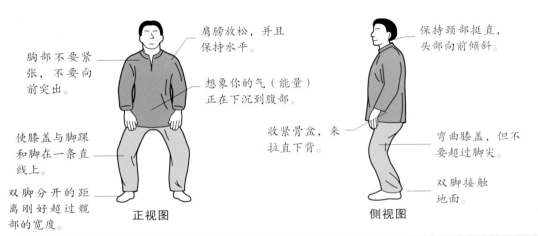

肩膀放松，并且保持水平。

胸部不要紧张，不要向前突出。

想象你的气（能量）正在下沉到腹部。

使膝盖与脚踝和脚在一条直线上。

双脚分开的距离刚好超过髋部的宽度。

正视图

保持颈部挺直，头部向前倾斜。

收紧骨盆，来拉直下背。

弯曲膝盖，但不要超过脚尖。

双脚接触地面。

侧视图

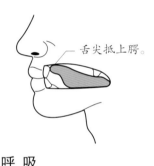

舌尖抵上腭。

呼 吸

通过鼻子吸气和呼气，并且注意保持呼吸均匀。

挑战 2—起式

有些太极拳的拳法有 100 式以上，但是初学者最常练习的拳法之一有 24 式，它的起式是从双脚并拢的直立姿势过渡到两脚开立的姿势，与此同时轻轻地抬起手臂。整个过程都要放松。

① **直立开始**
舒适地站立，双脚并拢，双臂自然地垂在身体两侧。

② **移动重心**
弯曲膝盖，将重心转移到右脚，但注意不要弯腰。

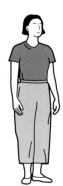

将体重"注入"右脚。

③ **出脚**
当所有的重量都放在右腿上时，将左脚放在与髋部等宽度的左侧。

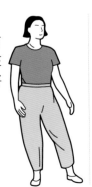

④ **平衡**
将重心向左脚转移，直到你的体重均匀地分布在双脚上。与此同时，使掌心朝后。

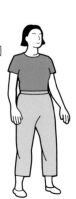

挑战 3——跨步

从拳法中的一式过渡到另一式通常需要将重心从一条腿平滑地转移到另一条腿。练习在跨步时尽量保持动作平稳，不要在动作中停顿。

更进一步

寻找初学班级，或寻找教拳法的老师，他们会让你学到正确的姿势，而不会造成损伤。

① **开始**
双脚分开，距离与髋部同宽。

双手放在髋部。

地上的网格可以帮助你确定双脚的位置。

② **移动重心**
将重心移到左腿上，但是尽量保持直立。

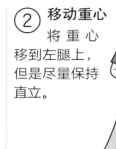

③ **转动髋部**
将重心放在左腿上，转动髋部，右脚向外侧转动45°。

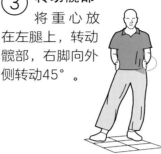

④ **移位和跨步**
将右脚放到地面上，并且将身体的重心转移到右脚，腾出左脚向前跨一步。

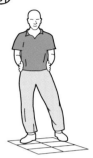

⑤ **跨步**
跨出的每一步都是重心在控制下转移的过程。先轻轻地把左脚跟放下。

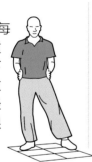

⑥ **前移重心**
然后转移重心，使70%的重心落在左腿。

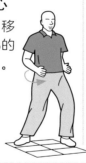

⑦ **移回重心**
将重心压在右脚上，然后将髋部（和前脚）转45°。

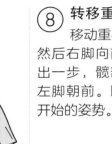

⑧ **转移重心**
移动重心，然后右脚向前迈出一步，髋部和左脚朝前。回到开始的姿势。

⑤ **抬臂**
将手臂抬至肩部的高度，但是要保持放松。

用手腕引导，使肘部微微下沉。

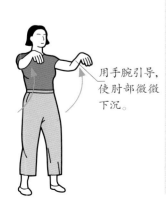

⑥ **与肩平齐**
伸直手腕，手指指向前方。

注意不要抬高肩膀。

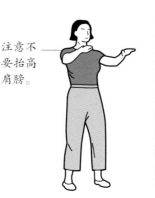

⑧ **放下手臂**
用手腕引导，将手臂放低到身体两侧。

弯曲手腕。

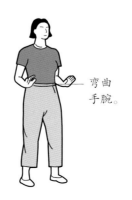

⑨ **完成**
重复三遍手臂动作。

完成时，双手放在身侧。

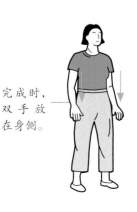

跳 舞

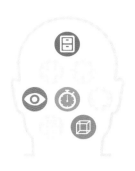

得益于电视节目，交谊舞和拉丁舞变得比以往任何时候都更受欢迎。跳舞是很好的社交活动，也是锻炼大脑和身体的好方法。

练习 1—狐步舞

狐步舞是一种简单的交际舞，舞步是重复的 8 步模式，走一个方形，基本节奏是"慢—慢—快—快"，两个"慢"步占两拍，两个"快"步占一拍。

① 领舞者的舞步
在跳狐步舞时，一对搭档在舞厅中一步步沿逆时针方向绕场行进。当领舞者到达角落转弯时稍微缩短或延长步幅，但是保持相同的节拍。

② 跟随者的舞步
在狐步舞中，跟随者的舞步与领舞者的舞步非常相似。你可以与你的搭档在每轮舞蹈中轮流担任领舞者。当领舞者向前迈出一步时，跟随者则向后退一步。

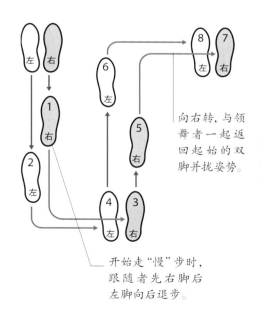

"快"拍时，向侧边走"L"形舞步。

用两拍的时间，先左后右向前迈步。

准备姿势是双脚并拢。在舞蹈中，双脚常常会回到并拢的姿势。

向右转，与领舞者一起返回起始的双脚并拢姿势。

开始走"慢"步时，跟随者先右脚后左脚向后退步。

更进一步

跳排舞不需要搭档，这是因为每个人都跳同样的舞步，都面向同样的方向。虽然排舞是从乡村音乐和西方音乐发展而来的，但是今天它结合了许多不同的舞蹈和音乐流派。

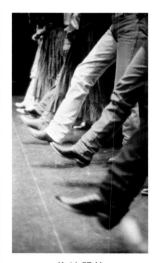

传统服饰

图标	⟶ 快步（1拍）	⟶ 慢步（2拍）

练习 2—恰恰舞

恰恰舞是一种有趣的拉丁舞，起源于古巴。在下面的基本舞步中，一对搭档中的每个人都跳相同的舞步，但是领舞者从第 1 步开始，跟随者则从第 6 步开始。因此，当领舞者向前迈步（第 4 步）时，跟随者则向后退步（第 9 步）。下面的舞步节奏可以简单地这样数："恰—恰—恰，……2，……3，恰—恰—恰，……2，……3。"

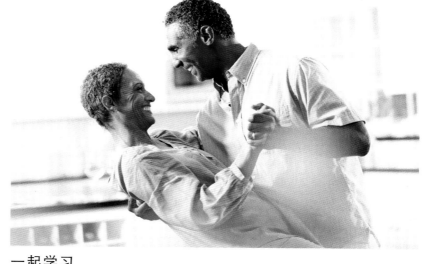

一起学习

带一位朋友或伙伴和你一起去上新课程可能会让你更有信心。一起学习可能会让跳舞更有趣。

① 双脚并拢。在第一个"恰"，将右脚向右迈一步。

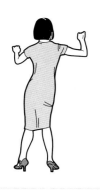

② 在第二个"恰"，将左脚移到右脚旁。

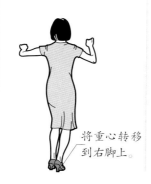

将重心转移到右脚上。

③ 在第三个"恰"，右脚向右迈一步。

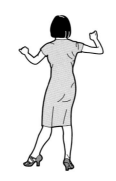

④ 在"2"拍，左脚向前迈出一步。

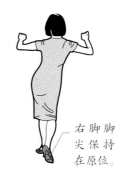

右脚脚尖保持在原位。

⑤ 在"3"拍，将重心移回到右脚上。

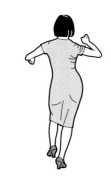

⑩ 在"3"拍，将重心转移到左脚。

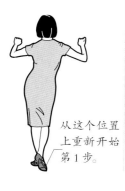

从这个位置上重新开始第 1 步。

⑨ 在"2"拍，右脚向后退一步。

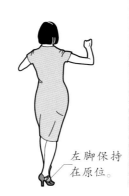

左脚保持在原位。

⑧ 在第三个"恰"，左脚向左迈一步。

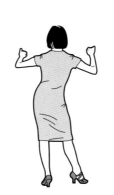

⑦ 在第二个"恰"，将右脚移到左脚旁。

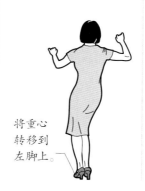

将重心转移到左脚上。

⑥ 在下一个"恰"，收回左脚，向左迈一步。

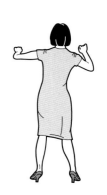

肌力训练

你可以在家里完成简单的肌力运动和普拉提，它们有助于保持身心强壮，即使是温和的锻炼也会将内啡肽释放到血液中。

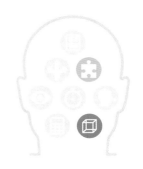

思维能力

减轻压力

改善血液流动

改善身体的协调性

增强体力

你可以在家进行多种肌力训练。何不尝试以下练习的组合，目标是稳定地重复每个练习 5 次。开始时一定要做 5—10 分钟的热身，例如原地行走。

超 人

① 将双手和双膝放在垫子上，挺直背部，收紧腹部。

双手分开的距离与肩宽相同。

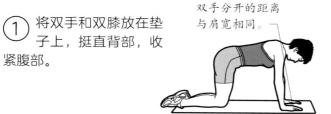

② 将一只手臂伸向前，同时将另一侧的腿伸向身后，保持几秒钟。

不要扭动髋部。

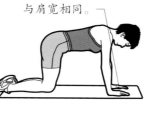

旋转弓步拉伸

左腿向前成弓步。在降低身体时，将躯干向右扭转。在身体的另一边重复这个动作。

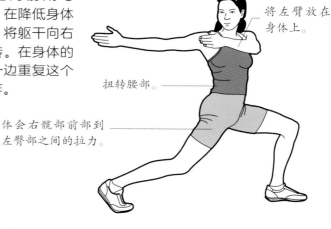

将左臂放在身体上。

扭转腰部。

体会右髋部前部到左臀部之间的拉力。

站姿哑铃体操

① 双脚分开站立，分开的距离与臀部同宽。双手各握一只哑铃或一瓶水等重物。

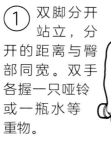
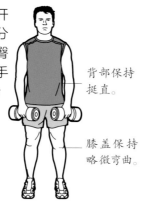

背部保持挺直。

膝盖保持略微弯曲。

② 腹部保持收紧，慢慢抬起重物，每只手臂与身体成 45° 角。

肩部放松。

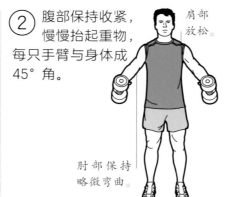

肘部保持略微弯曲。

③ 双臂保持 45°，将重物举至肩高，然后慢慢放下。

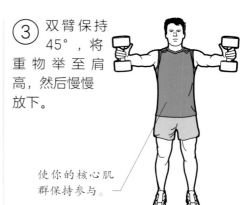

使你的核心肌群保持参与。

普拉提

你可以在地板上的垫子上做普拉提，也可以在约瑟夫·普拉提开发的器械上做普拉提。这种锻炼方法旨在以均匀的方式强身健体，专注于呼吸和核心力量。普拉提练习者认为，坚持这项运动可以增强肌肉的张力，改善体姿和平衡能力，而且可以缓解压力和紧张感。

单腿画圈

① 仰卧在垫子上，将一条腿向上伸，脚趾指向天花板。

② 将脚在空中逆时针画一个小圆圈。

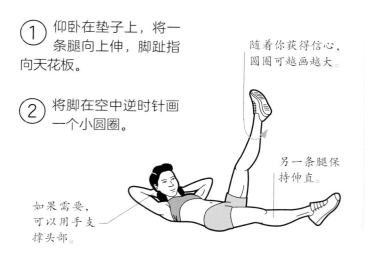

随着你获得信心，圆圈可越画越大。

另一条腿保持伸直。

如果需要，可以用手支撑头部。

滚动如球

① 坐在垫子上，膝盖弯曲，双腿紧贴身体，弯曲背部。

② 向后滚到肩部，然后轻轻地滚回到坐姿。

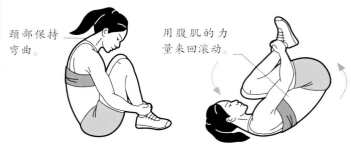

颈部保持弯曲。

用腹肌的力量来回滚动。

更进一步

练普拉提会使用到一些特殊设备，例如塑身机（见下图）。你需要参加普拉提健身房的课程才能进行这些练习，合格的普拉提教练可以帮助你学习如何充分利用普拉提进行锻炼。在健身房里，你还可以使用里面的设备进行锻炼。请务必向工作人员寻求建议，请他们为你提供最佳锻炼计划。

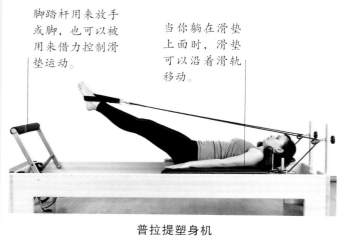

脚踏杆用来放手或脚，也可以被用来借力控制滑垫运动。

当你躺在滑垫上面时，滑垫可以沿着滑轨移动。

普拉提塑身机

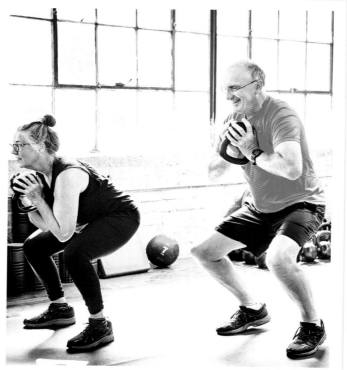

壶铃负重深蹲

学习新语言

　　无论你的年龄多大，你都可以学习一门新语言，你永远都不会太老。对于一门新的语言，要达到能对话的程度，你只需要学会 2000—3000 个单词。然而，如果你只想锻炼大脑，那么你甚至不需要学这么多，你可以只学习一些单词和短语，并且了解常用语法结构，就足够了。你可以从下面这些词汇开始。

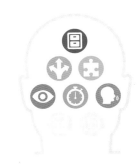

思维能力

锻炼记忆力

提高语言能力

迫使大脑以新颖的方式处理陌生信息

在神经元之间建立连接，并且使灰质更密集

练习 1—成为说多种语言的人

　　学习用英语、德语、法语、德语、意大利语、西班牙语和荷兰语说下面的家居用品的名称。每天练习说 10 分钟。一旦你掌握了它们的名称，就试着用另一种语言来说。在提到这些东西的时候，你也可以用不同的语言混合交替地说。

烧水壶
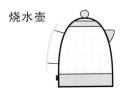

the kettle · der Kessel
la bouilloire · il bollitore
el hervidor · de waterkoker

镜子

the mirror · der Spiegel
le miroir · lo specchio
el espejo · de spiegel

桌子

the table · der Tisch
le tableau · il tabella
la mesa · de tafel

灯

the lamp · die Lampe
la lampe · la lâmpada
la lámpara · de lamp

椅子

the chair · der Stuhl
la chaise · la sedia
la silla · de stoel

浴缸
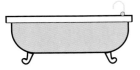

the bathtub · das Bad
le bain · il bagno
la bañera · het badkuip

电视
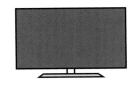

the television · das Fernsehen
la télévision · la televisione
la televisión · de televisie

衣架
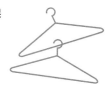

the hangers · die Kleiderbügeln
les cintres · gli appendiabiti
las perchas · de kleerhangers

画

the painting · das Bild
la peinture · la pittura
el cuadro · het schilderij

抽屉柜
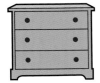

the dresser · die Kommode
la commode · la cassettiera
la cómoda · de commode

床
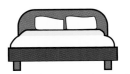

the bed · das Bett
le lit · il letto
la cama · het bed

扶手椅

the armchair · der Sessel
le fauteuil · la poltrona
el sillón · de fauteuil

练习 2—数词

数字是语言的重要组成部分。大多数语言对前10 个或 20 个数字有特定的词，并且用这些词来表达更大的数字。例如，数字 23 由 "20" 和 "3" 组成，它的英语词是 twenty-three，西班牙语词是 venetitrés，法语词是 vingt-trois，德语词是 dreiundzwanzig。随着数字变大，特别是达到数千时，可能会出现很长的复合词。

2,345

英语 – two thousand, three hundred and forty-five
意大利语 – duemilatrecentoquarantacinque
德语 – zweitausenddreihundertfünfundvierzig
瑞典语 – tvåtusentrehundrafyrtiofem

① 下面是6种语言中1000以下的数词。注意随着数字变大出现的这些词是如何由较小的数词构成的。

	0	1	2	3	4	5	6	7	8	9
英语	zero	one	two	three	four	five	six	seven	eight	nine
西班牙语	cero	uno	dos	tres	cuatro	cinco	seis	siete	ocho	nueve
法语	zéro	un	deux	trois	quatre	cinq	six	sept	huit	neuf
意大利语	zero	uno	due	tre	quattro	cinque	sei	sette	otto	nove
德语	null	eins	zwei	drei	vier	fünf	sechs	sieben	acht	neun
瑞典语	noll	ett	två	tre	fyra	fem	sex	sju	åtta	nio

	10	11	12	13	14	15	16	17	18	19
英语	ten	eleven	twelve	thirteen	fourteen	fifteen	sixteen	seventeen	eighteen	nineteen
西班牙语	diez	once	doce	trece	catorce	quince	dieciséis	diecisiete	dieciocho	diecinueve
法语	dix	onze	douze	treize	quatorze	quinze	seize	dix-sept	dix-huit	dix-neuf
意大利语	dieci	undici	dodici	tredici	quattordici	quindici	sedici	diciassette	diciotto	diciannove
德语	zehn	elf	zwölf	dreizehn	vierzehn	fünfzehn	sechzehn	siebzehn	achtzehn	neunzehn
瑞典语	tio	elva	tolv	tretton	fjorton	femton	sexton	sjutton	arton	nitton

	20	30	40	50	60	70	80	90	100	1,000
英语	twenty	thirty	forty	fifty	sixty	seventy	eighty	ninety	hundred	thousand
西班牙语	veinte	treinta	cuarenta	cincuenta	sesenta	setenta	ochenta	noventa	cien	mil
法语	vingt	trente	quarante	cinquante	soixante	soixante-dix	quatre-vingt	quatre-vingt-dix	cent	mille
意大利语	venti	trenta	quaranta	cinquanta	sessanta	settanta	ottanta	novanta	cento	mille
德语	zwanzig	dreißig	vierzig	fünfzig	sechzig	siebzig	achtzig	neunzig	hundert	tausend
瑞典语	tjugo	trettio	fyrtio	femtio	sextio	sjuttio	åttio	nittio	hundra	tusen

② 按照上面的数词的模式来写右侧的复杂数字，你可以按照练习开始时给出的示例在其中添加十、百和千的数词。

33 76 95 121 374
618 853 1259 2763

★ 答案在第 187 页

学习新语言 | **171**

练习 3—几点钟了？

与数数一样，说多种语言的人在说时间时往往有多种表达方式。有些语言把分钟放在第一位，而有些语言把小时放在第一位。在英语中，1:30 可以是"half past one"（一点过了半个小时），而在德语中，它是"halb-zwei"（差半个小时到两点）。在法语中，3:40 是"trois heures moins vingt"（差二十分钟到三点）。在阿拉伯语中，1:20 是"waahda wi tilt"（一点过了三分之一）。许多国家和地区还在中午之后使用 24 小时制。你会用英语、法语、德语和西班牙语说出下面这些时间吗？

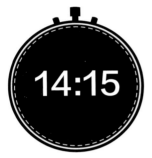

fourteen fifteen
quatorze heures quinze
vierzehn Uhr fünfzehn
las catorce quincefünfzehn

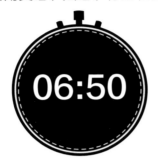

ten to seven
sept heures moins dix
zehn vor sieben
las seis cincuenta

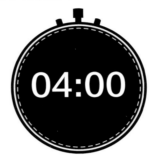

four o'clock
quatre heures
vier Uhr
las cuatro

twenty-one twenty-five
vingt-et-une heures vingt-cinq
einundzwanzig Uhr fünfundzwanzig
las veintiuno veinticinco

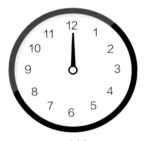

midday
midi
Mittag
mediodía

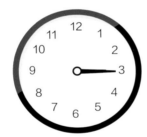

three fifteen
trois heures et quart
Viertel nach drei
las tres y cuarto

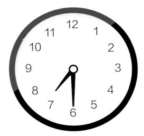

half past seven
sept heures et demie
halb-acht
siete y media

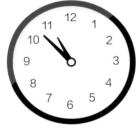

eight to eleven
onze heures moins huit
acht vor elf
las once menos ocho

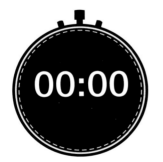

midnight
minuit
Mitternach
medianoche

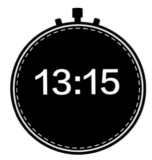

thirteen fifteen
treize heures quinze
dreizehn Uhr fünfzehn
las trece quince

eighteen forty-five
dix-huit heures quarante-cinq
Viertel vor neunzehn
las dieciocho cuarenta y cinco

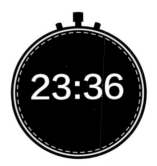

twenty-three thirty-six
vingt-trois heures trente-six
vierundzwanzig vor Mitternach
las veintitrés treinta y seis

练习 4—抽认卡

抽认卡是学习新单词的好方法。你可以在一套儿童抽认卡上写上日常用品的名称，也可以自己制作一套抽认卡。在卡片正面画图画，在背面写对应的词，这样你就可以用这两面来看图画识字。以下与图画对应的文字是英语、法语、德语和西班牙语。

踏板车 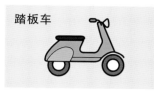	scooter le scooter der Motorroller el scooter	薯片 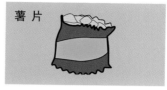	crisps les chips die Kartoffelchips las patatas fritas
飞机 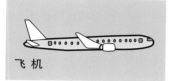	aeroplane l'avion das Flugzeug el avión	鸡 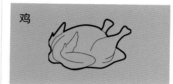	chicken le poulet das Huhn el pollo
帆船 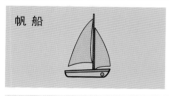	yacht le yacht die Yacht el yate	香肠 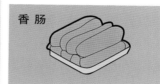	sausages les saucissons die Würstchen las salchichas
热气球 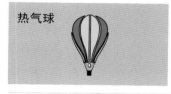	hot-air balloon la montgolfière der Heißluftballon el globo aerostático	蛋糕 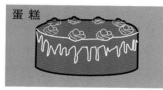	cake le gâteaux der Kuchen la tarta
船 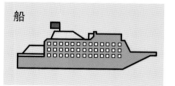	ship le bateau das Schiff el barco	挞 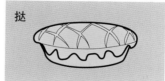	tart la tarte die Torte el pastel
有轨电车 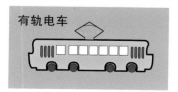	tram le tram die Straßenbahn el tranvía	草莓 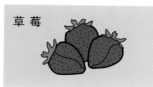	strawberries les fraises die Erdbeeren las fresas
汽车 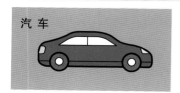	car l'auto das Auto el coche	葡萄 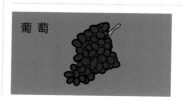	grapes les raisins die Trauben las uvas

练习 5—问候语

会见外国人或去外国旅行会涉及很多问候语。有些场合你需要说问候语，或者需要听懂问候并作出回应。礼多人不怪，学习和运用基本问候语很有必要。下面是一些常用短语，请你试试。

中文	英语	法语	德语	西班牙语
你好吗？ 我很好，谢谢！	How are you? I'm fine, thanks.	Comment allez-vous? Je vais bien, merci.	Wie geht es Ihnen? Es geht mir gut, danke.	¿Cómo está? Estoy bien, gracias.
很高兴见到你	Pleased to meet you	Enchanté	Angenehm	Encantado de conocerle
不客气！	You're welcome!	De rien	Bitte schön/Bitte sehr	De nada
抱歉/打扰一下	I'm sorry/ excuse me	Pardon/Excusez-moi	Es tut mir leid/ Entschuldigung	Lo siento/Perdone
我叫……/你叫什么名字？	My name is…/ What is your name?	Je m'appelle… /Comment appellez vous?	Ich heiße… / Wie heißen Sie?	Me llamo… /¿Cómo se llama?
你住在哪里/你来自哪里？	Where do you live/come from?	Où habitez-vous/Vous êtes d'où?	Wo wohnen Sie?/Wo kommen Sie her?	¿De dónde es usted?
现在是几点钟？	What time is it?	Quelle heure est-il?	Wie spät ist es?	¿Qué hora es?
你做什么工作？	What do you do?	Quel est votre métier?	Was ist Ihre Aufgabe?	¿En qué trabaja?
你好/再见	Hello/goodbye	Bonjossur/Au revoir	Hallo/Auf Wiedersehen	Hola/Adiós
请/谢谢你	Please/thank you	S'il vous plaît/Merci	Bitte/Danke	Por favor/Gracias
早上好/下午好	Good morning/ afternoon	Bonjour/Bonjour	Guten Morgen/Guten Tag	Buenos días/Buenas tardes
我听不懂	I don't understand	Je ne comprends pas	Ich verstehe nicht	No entiendo

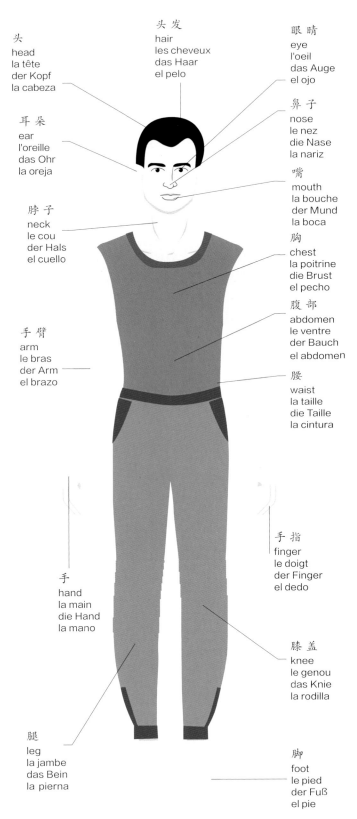

头
head
la tête
der Kopf
la cabeza

头发
hair
les cheveux
das Haar
el pelo

眼睛
eye
l'oeil
das Auge
el ojo

耳朵
ear
l'oreille
das Ohr
la oreja

鼻子
nose
le nez
die Nase
la nariz

嘴
mouth
la bouche
der Mund
la boca

脖子
neck
le cou
der Hals
el cuello

胸
chest
la poitrine
die Brust
el pecho

腹部
abdomen
le ventre
der Bauch
el abdomen

手臂
arm
le bras
der Arm
el brazo

腰
waist
la taille
die Taille
la cintura

手指
finger
le doigt
der Finger
el dedo

手
hand
la main
die Hand
la mano

膝盖
knee
le genou
das Knie
la rodilla

腿
leg
la jambe
das Bein
la pierna

脚
foot
le pied
der Fuß
el pie

练习 6—身体部位

在生病或发生事故时，你需要与医生交流。试试用英语、法语、德语和西班牙语说出人体的各个部位的名称。

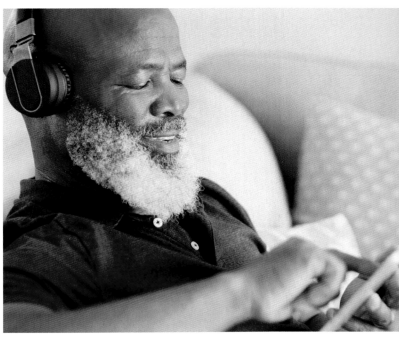

收 听

电子导游讲解器和应用程序可以引导你完成学习语言的第一步，并且可以为你提供聆听母语人士的声音的基本体验。

利用一切时间练习词汇，即使只是几分钟。最好的学习时间是睡前，这是因为在这段时间学习有助于存储记忆。

练习 7—野餐游戏

准备一次想象中的野餐。每位玩家轮流说出他们将带的食物："我要参加野餐，我会带……"你可以参考下面的食物和练习 4 中的食物，想想带什么。你也可以复述前面的玩家们已经说过的食物，然后加上你新选择的食物。右面是 4 种语言的游戏开场白。开场白决定游戏用什么语言。

为了测试你的记忆力，在你说出新食物之前，说出所有以前说过的食物。

英语—"I'm going on a picnic and I'm bringing…"
法语—"Je vais faire un pique-nique et j'apporte…"
德语—"Ich gehe zu einem Picknick und bringe…"
西班牙语—«Voy a ir a un picnic y voy a llevar…»

橙 子

oranges
les oranges
die Orangen
las naranjas

奶 酪

cheese
le fromage
der Käse
el queso

苹 果

apple
les pommes
die Äpfel
las manzanas

西 瓜
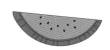
watermelon
le pastèque
die Wassermelone
la sandía

香 蕉

bananas
les bananes
die Bananen
los plátanos

酸奶

yogurt
le yaourt
der Joghurt
el yogurt

芒 果

mangoes
les mangues
die Mangos
los mangos

橙 汁

orange juice
le jus d'orange
der Orangensaft
el zumo de naranja

面 包
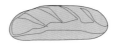
bread
le pain
das Brot
el pan

水

water
l'eau
das Wasser
el agua

三明治

sandwiches
les sandwiches
die Sandwiches
los sándwiches

柠檬水

lemonade
la limonade
die Limonade
la limonade

更进一步

不同的语系

你也许想学习一种不同语系的语言，将你的智力锻炼引入一个额外的维度。

请不要用你的母语给不同语系的语言注音，因为这会使你发音不准。

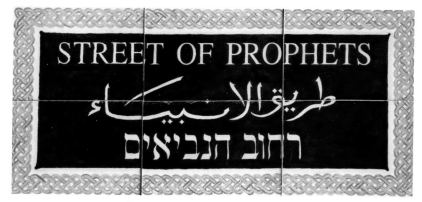

英文、阿拉伯文和希伯来文路牌

仔细听

如果你想用另一种语言进行对话，你必须听得懂这种语言。抓住任何机会聆听以这种语言为母语的人说话，听他们亲自说，或者听各种媒体中的对话。你还可以加入对话小组。

关注国际新闻频道，听不同的语言讲述你已经了解的事。

看有字幕的外国电影，了解剧情后关闭字幕听对白。

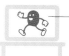
观看并看懂外语儿童节目。

听用外语唱的你熟悉的歌，然后跟着背景音乐一起唱。

与计算机交谈

学习计算机语言有点像学习外语，这个过程训练你像计算机一样思考。你必须准确地给出指令，并且考虑所有可能性。Scratch 是一种为学习编程而设计的、视觉化的编程语言。Python 是一种实用的通用编程语言，其特点是容易被人类阅读和理解。

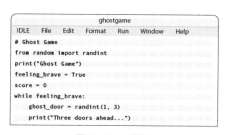

用Python编码

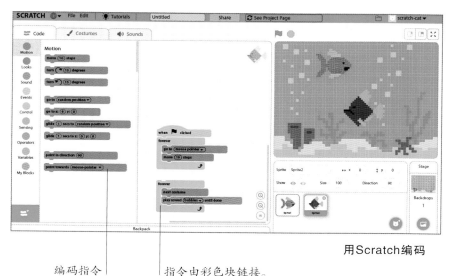

用Scratch编码

编码指令

指令由彩色块链接。

迎接挑战

知道如何帮助大脑保持健康是一回事，但真正实行又是另一回事！获得动力的最佳方法是与具有相同目标的人一起去实行。

在没有模式的地方看见模式，例如看见像一张脸的云朵，被称为"空想性错视"。

开始行动

希望本书能够激发你的兴趣，让你开始尝试各种对大脑有益的新爱好和活动。请尽量尝试，不断加强你的大脑网络，并且在这样做的同时享受乐趣！

当地团体

有很多事情最好由一个团体去做。你可以查看当地的布告栏、报纸和网站上是否有你感兴趣的团体，你也可以创建自己的团体。

志愿服务

无论你投入多少时间，志愿服务都会给你带来双重回报：接受新的挑战，并且获得为他人做贡献的良好感觉。

阅读

加入读书俱乐部，与他人讨论书籍，来扩展和深化你的阅读体验。你也可以阅读非小说类书籍，来探索新的领域。

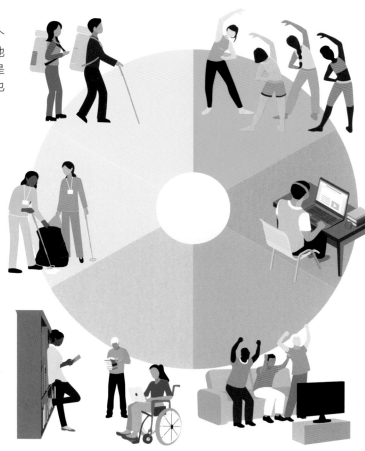

俱乐部

各地几乎都有合唱团、各类协会和体育俱乐部。你可以在你的休闲中心或社交媒体上寻找你感兴趣的活动，与他人一起享受体育运动和其他活动。

上课

你有没有说过"我希望我能……"？永远不要说第二遍，而是要立即开始学，开始做！找一位当地的老师上课，或者找一本好书开始自学。

电影和电视

与朋友们一起观看流媒体或智能电视上的新电影或节目，然后讨论。何不试试边看边学外语？

答案

第3章

60—61 语言能力

①Z字形

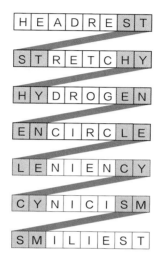

②单词链

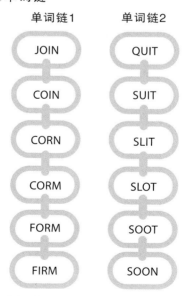

③移位的字母

每个字母都被它在字母表中位置之后的第13个字母替换。

这些鸟的名称是：robin（知更鸟），swan（天鹅），duck（鸭子），jay（松鸦）和 parrot（鹦鹉）。

④探路

DRESSER（抽屉柜），ARMCHAIR（扶手椅），FUTON（沙发床），LAMP（灯），MIRROR（镜子），WARDROBE（衣柜），CUPBOARD（橱柜），FOOTSTOOL（脚凳），TABLE（桌子），SOFA（沙发）。

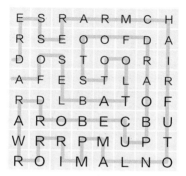

⑤字母汤

brown（棕色），green（绿色），indigo（靛蓝色），magenta（洋红色），orange（橙色）。

⑥字母圈

使用所有字母的单词是"discovery"（发现）。其他单词包括：cove, cover, covers, coves, covey, coveys, discover, dive, diver, divers, dives, divorce, divorces, dove, doves, drive, drives, drove, droves, ivory, ivy, over, overs, rev, revs, rive, rives, servo, very, vice, viceroy, viceroys, vices, video, videos, vie, vied, vies, vireo, vireos, visor, voice, voiced, voices, void, 和 voids。

⑦五个五

baler, batch, beech, belch, bream, dater, deter, dream, drear, haler, hatch, hater。

62—65 数字能力

①数字飞镖

$60 = 15 + 14 + 31$

$70 = 27 + 20 + 23$

$85 = 15 + 30 + 40$

②数字圈

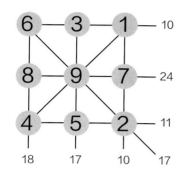

③年龄

阿里4岁，比利18岁，查理12岁。

④数字链

36 — 22 — 2 — 3 — 18 — 9

容易

20 — 6 — 30 — 10 — 71 — 46

中等

47 — 73 — 66 — 33 — 231 — 99

难

⑤腿的数目

有15只山羊，它们一共有60条腿，另外的16条腿是8只鹅的腿。15只山羊加8只鹅一共是23只动物。

⑥数立方体

29个立方体。

⑦迷你围点棋

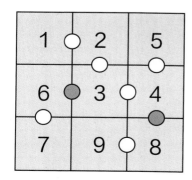

⑧**漂浮的数字**

33 = 16 + 17

44 = 13 + 15 + 16

66 = 9 + 15 + 17 + 25

---

⑨**后 代**

A 太太有 24 个孙女和外孙女（总共有 40 个孙子孙女，包括外孙和外孙女）。

分析：

1）她有 6 个儿子和 3 个女儿；当然，这三个女儿是每个兄弟的姐妹。

2）A 太太的 3 个女儿各有 2 个儿子（共 6 个外孙）和 3 个女儿（共 9 个外孙女）。

3）除了 A 太太的一个儿子，其他 5 个儿子都有 3 个女儿（共 15 个孙女）和 2 个儿子（共 10 个孙子）。

4）A 太太的另一个儿子没有孩子。

⑩**算术方格**

9	×	7	÷	3	=	21
×				+		×	
8	×	6	−	5	=	43
+				−		×	
2	+	4	+	1	=	7
=				=		=	
74		9		15		

⑪**速 度**

船，它的平均速度是每小时 27 千米。而汽车的平均速度是每小时 24 千米，火车的平均速度是每小时 26 千米。

⑫**葡萄**

一颗葡萄的价钱是 5 便士。

一开始袋子里有 40 颗葡萄。当你吃一半后，留下了 20 颗。你的朋友吃了 20 颗葡萄的五分之一，也就是 4 颗葡萄，剩下 16 颗。然后你们每人再吃 4 颗，总共 8 颗，剩下 8 颗。因此，如果 40 颗葡萄的价钱为 2 英镑，那么 1 颗的价钱为 200 便士 ÷40，即 5 便士。

⑬**面包店**

152 克。

每个硬面包圈重 40 克，每个甜甜圈重 56 克。

⑭**油 漆**

24 小时。

我们可以看到 A 的工作速度是 B 的 3 倍，这是因为 A 独自漆完房子正面也只需要比两人合作多花 2 个小时，A 在这 2 个小时中完成的工作量相当于 B 6 个小时的工作量。鉴于这个事实，B 单独漆完房子的正面需要 3×8=24 小时。

⑮**心 算**

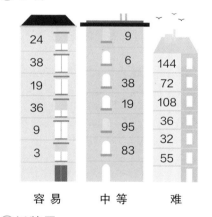

容 易　　　中 等　　　难

⑯**纸牌屋**

9 层。

从最底层向上，每层的牌数：10 张站立牌，4 张横放牌，8 张站立牌，3 张横放牌，6 张站立牌，2 张横放牌，4 张站立牌，1 张横放牌，2 张站立牌。总共用了 40 张牌。剩下的 12 张牌不足以将这个纸牌屋扩展成底层为 12 张站立牌的完整纸牌屋。

66—69 解决问题

①**生日谜题**

今天是 1 月 1 日。两天前是 12 月 30 日，他 26 岁。昨天他 27 岁，这是因为 12 月 31 日是他的生日。今年年底 12 月 31 日，他将满 28 岁。明年 12 月 31 日，他将满 29 岁。

②**倒水问题**

1）用 7 升容器里的水倒满 5 升容器，在 7 升容器中留下 2 升。

2）用 5 升容器里的水倒满 2 升容器，在 5 升容器中留下 3 升。

3）将 2 升容器中的 2 升水倒入 7 升容器中，因此 7 升容器中现在有 4 升水。

4）现在你所要做的就是用 5 升容器中的水再次倒满 2 升容器，然后将这 2 升水倒入 7 升容器中，这样 7 升容器中就有 6 升水了。

③**路径问题**

解这道题的诀窍是将一些直线延伸到网格点的边界之外。例如：

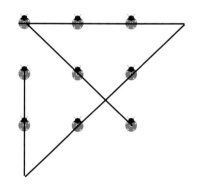

④**真话问题**

第 4 个人可能说了真话。

分析：

1）第 5 个人肯定说了假话。如果他说的是真话，那他的发言就是真的，但是发言的内容却是他说假话，因此这是矛盾的，所以他一定说的是假话。由此还可以推出必有人说真话。

2）第 1-4 人的话互相排斥，所以最多只有一人说真话，而且只有在假设第 4 个人说了真话时，才不会产生矛盾。

⑤切蛋糕

将蛋糕水平切成相等厚度的两层，然后从上向下切成 4 等份，如图所示：

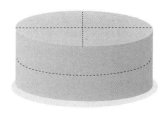

⑥扑克牌谜题

他应该将 52 张牌分为两堆，一堆 25 张牌，一堆 27 张牌。然后将那堆 25 张牌全部翻面。要了解为什么这样做，请想象在 25 张牌堆中有 x 张牌是正面朝上的，这意味着另一堆中必然有 25-x 张牌是正面朝上的，也就是所有不在第一堆的正面朝上的牌。但是，当第一堆被翻面后，因为这一堆有 25 张牌，所以正面朝上的牌也变成了 25-x 张。

⑦半瓶困境

只需将瓶子侧放即可，这样瓶子就具有完美的上下镜像对称性，因此每一半都有相同的体积，肉眼很容易看到瓶子里的液体是否是一半。

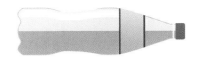

⑧硬币挑战

将三枚硬币呈三角形排列，使三枚硬币中的每枚都与三角形中的其他两枚硬币接触，然后将第四枚硬币放在三角形上面的中心，因此它与下方的所有三枚硬币都接触。

⑨板条箱

首先将小号板条箱放入大号板条箱中，然后将 6 个苹果放入小号板条箱中，将另外 6 个苹果放入中号板条箱中。现在每个板条箱中都有 6 个苹果，因此满足了问题的要求，而且你也不需要凭空变出 6 个苹果！

⑩长裤

脱下长裤，然后将它的前后调转，将你的左腿穿入右裤腿，右腿穿入左裤腿。穿好长裤，将每只手分别放在同侧的身后，并且插入相应的口袋里。

⑪燃烧的绳索

首先点燃第一根绳子的两端，同时点燃第二根绳子的一端。两端都被点燃的绳子燃烧完时，用了 15 分钟，这是因为两端点燃的燃烧速度是一端点燃的燃烧速度的两倍。此时，第二根绳子还有 15 分钟的燃烧时间，现在点燃它的另一端，使它燃烧的速度加倍，因此第二根绳子燃烧完时又过了 7.5 分钟。总燃烧时间是 15+7.5=22.5 分钟，满足了问题的要求。

⑫瓶子与豆子

有两种方法：

1）施加足够的压力将软木塞按入瓶中，然后摇晃瓶子，倒出豆子。

2）在软木塞的中心钻孔，将软木塞碎片推入瓶子，然后倒出豆子。这样也算是不用取下软木塞。

⑬数 猫

三只猫：一只白色、一只姜黄色、一只玳瑁色。

⑭搜索日历

最多 5 次。

五月有 31 天，用对分法猜测的第一个日子是五月的中点，也就是 16。如果第一个猜测太小，那么第二个猜测是 17 到 31 的中点，即 24 号。如果第一个猜测太大，那么第二个猜测是 1 到 15 的中点，即 8 号。这意味着，第一次猜测后，我们将猜测范围缩小到最多 15 个日子；第二次猜测后缩小到最多

7 个日子；第三次猜测后缩小到最多 3 个日子；第四次猜测后缩小到最多 1 个日子，因此第五次猜测就一定是正确的。

⑮螺丝钉与水

你可以使用磁铁，这是因为螺丝钉是钢制成的，而钢含有铁，因此具有磁性。如果磁铁的磁力足够强，你将不需要接触玻璃，就可以将磁铁从玻璃杯底部靠近螺丝钉处开始，向上移动，吸引螺丝钉到达玻璃杯顶部，然后跳到磁铁上。

⑯比萨饼问题

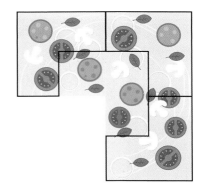

⑰不洒桶

将水桶绕竖向的中心轴旋转。如果旋转速度合适的话，那么作用在水上的离心力就会将水留在桶里，不会洒出来。

⑱不太可能的平均值

取决于你如何解释这句话。如果你将平均值解释为所有树木高度的数学平均值，也就是将所有树木的高度相加再除以树木的数量，那么这是可能的。条件是前 25% 的树木比其余 75% 的树木高很多。

⑲沙漏困境

1）将两个沙漏同时翻转。当 8 分钟沙漏漏完时，时间过去 8 分钟。

2）将 8 分钟沙漏再次翻转。此时 14 分钟沙漏还剩 6 分钟，当它漏完时，时间过去 8+6=14 分钟。

3）此时 8 分钟沙漏还有 2 分钟。将 8 分钟沙漏第三次翻转，使它具有 8-2=6 分钟。当这 6 分钟漏完后，时间过去 14+6=20 分钟。

70—71 决策

①真话与谎言
B 是从不说谎的人。

分析：

1）如果 A 总是说谎，那么她的发言就是谎话；如果 A 从不说谎，那么这就与她的发言矛盾；因此 A 一定是有时说谎有时说真话的人。

2）根据题目和 1）的结论，B 只能是总是说谎或从不说谎的人。如果 B 总是说谎，那么她的发言就是谎话，但是我们已经知道有时说谎有时说真话的人是 A，不能是别人，因此 B 只能是从不说谎的人。

②有偏差的硬币
抛普通的硬币时，我们以一次抛出"正面"或"反面"来决定。但是对于这枚不均匀的硬币，我们可以将它连抛两次，以抛出"正反"为一种结果，"反正"为另一种结果，如果得到"正正"或"反反"，则不算，重新再抛两次。这样硬币的偏差就不会影响结果的公平性了。

③双胞胎兄弟
他会去。

分析：

1）如果他是总说真话的那位，那么根据他的回答，他将去看电影。

2）如果他是总说谎话的那位，那么他的回答就是谎话，因此这句话的反面一定为真。也就是说：说真话的那位不去看电影，而不说真话的那位会去看电影。所以他会去看电影。

综合 1）和 2），无论和你说话的是双胞胎兄弟中的哪位，他都会去看电影。

④有标签的罐子
品尝标有"糖和盐"标签的罐子里的调料。

分析：

这样做后，你一定不会尝到糖和盐的味道，因为你事先知道所有的标签都是错误的。如果你尝到盐的味道，那么你就找到了盐。如果你尝到糖，那么盐一定放在标有"糖"的罐子中，因为你事先知道它不在标有"盐"的罐子中。

⑤钻石决定
你应该改选杯子。你的最初选择有三分之一的获胜机会，你无法改变这一点。但是，如果你改选杯子，那么你则有三分之二的机会赢得钻石。这是一个众所周知的概率悖论，称为蒙提霍尔问题。

⑥骰子选择
不公平。连续掷三次掷不到 6 的概率为 $\frac{5}{6} \times \frac{5}{6} \times \frac{5}{6} = \frac{125}{216}$，大于 0.5，而你掷到 6 的概率$\left(1-\frac{125}{216}=\frac{91}{216}\right)$小于 0.5。

⑦壁球
你应该选择"保罗、彼得、保罗"这个比赛顺序。无论如何，你必须赢得中间的比赛才有可能连续赢得两场比赛，所以最好在中间的这场比赛中与彼得对打，这样你更有可能在这场比赛中获胜，而且你有两次机会赢得更强的对手。

72—73 注意力与专注力

①搜索数字

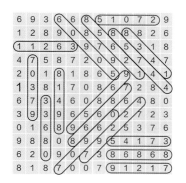

②电路板
第 3 块，需要沿顺时针方向转动 90°。

③异类（多解）
形状 C，因为它是唯一的 5 边形，其余形状为 6 边形。
形状 A，因为它是唯一的凸多边形，其余形状为凹多边形。

④虫洞迷宫

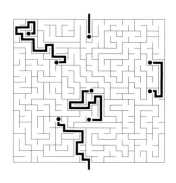

⑤立方体难题
D。

⑥转弯次数
左转 11 次。

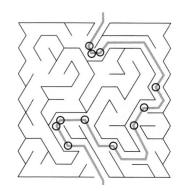

⑦空白面

正方形 D 需要旋转 180 度。

74—75 思考速度与反应时间

①失踪的多米诺骨牌

唯一找不到的多米诺骨牌是 3-6/6-3。

②桥迷宫

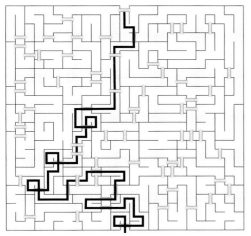

③失 序

D。

一旦加入 D，这个序列就变成了按数值递减顺序排列的罗马数字：M=1000、D=500、C=100、L=50、X=10、V=5、I=1。

④数独错误

标有星号的方块与 3 个标有圆圈的 2 重复，因此应该将标有星号的方块改为 5。

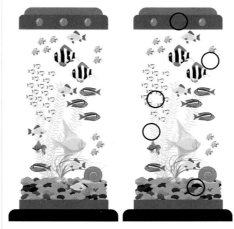

⑤国家维恩图

特征 A：第一语言为西班牙语。
特征 B：岛屿国家。

⑥寻找差别

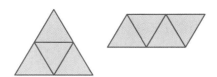

⑦异 类

1. 地中海是唯一的海，其余都是大洋。
2. 青铜是唯一的合金，其余都是单质。
3. 草莓的颜色是唯一的红色，其余都是黄色。
4. 英国短毛猫是唯一的猫品种，其余都是狗品种。
5. 委内瑞拉是唯一在北半球的国家，其余都在南半球。

76—77 空间视觉化

①锥体展开图

有两个展开图可以折叠成完整的四面锥体：

②剪 纸

要剪出所要求的形状，先将正方形纸进行如下三次折叠，然后剪一条直线：

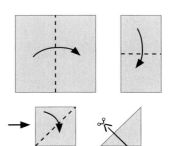

③立方体展开图

这三个展开图不能被折叠成完整的立方体：

④有图案的立方体展开图

立方体展开图 C。

⑤立方体视图

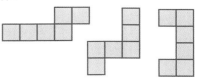

⑥立方体结构

C 不是。C 是另外 3 个立方体结构的镜像。

⑦路线指令

指令 3 将引导你沿着图示实线到达中间的房子。
指令 1 和指令 2 将分别指引你沿着图示线状虚线和点状虚线到达危险的洞。

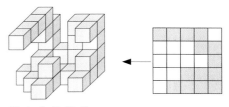

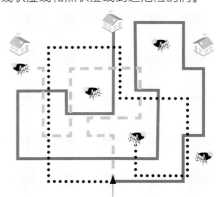

第 4 章

84—85 记忆挑战
挑战3—加法记忆

① 容 易
第 1 组：13 (=6+7)
第 2 组: 19(=7+12),33(=7+12+14)

② 中 等
第 1 组: 57(=25+32),53(=21+32)
第 2 组: 69 (=21+48)

③ 难
第 1 组：97 (=17+80)，122 (=17+50+55)
第 2 组：180 (=49+52+79)，128 (=49+79)，101 (=49+52)

92—93 数字谜题
挑战1—数字金字塔

① 容 易

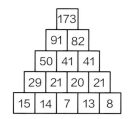

② 中 等

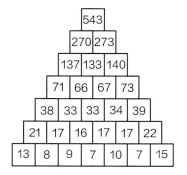

③难

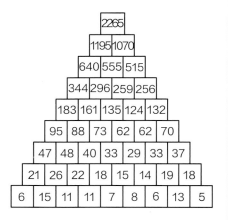

挑战2—数字斜线

① 容 易

② 中 等

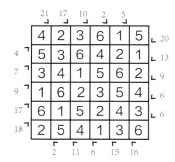

③难

94—95 字谜
挑战1—字母汤

① 容 易
FOOTBALL（足球），GOLF（高尔夫），TENNIS（网球）

② 中 等
BEAR(熊)，CAMEL(骆驼)，GOAT(山羊)，HORSE（马），TIGER（虎）

③难
CARBON（碳），COPPER（铜），GOLD（金），HYDROGEN（氢），MERCURY（汞），SILICON（硅）

挑战2—探路者

① 容 易
WHITE（白色），ORANGE（橙色），BROWN（棕色），VIOLET（紫色），YELLOW（黄色），RED（红色），BLUE（蓝色），INDIGO（靛青色），PINK（粉红色），GREY（灰色）

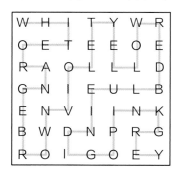

② 中 等
ARGENTINA（阿根廷），CANADA（加拿大），AUSTRALIA（澳大利亚），BRAZIL（巴西），JAPAN（日本），THAILAND（泰国），CAMBODIA（柬埔寨），TANZANIA（坦桑尼亚），PORTUGAL（葡萄牙），HONDURAS（洪都拉斯），MEXICO（墨西哥）

A N A C U S T R A
R I T A A A R B Z
G E N N A L I A I
M A C A D N A P L
B O D N A T H A J
I D P O L I A S M
A I A R T U R A E
T N A L A G U I X
A N Z H O N D C O

③难

SUNFLOWER（向日葵），GLADIOLUS（剑兰），HYACINTH（风信子），FREESIA（小苍兰），ORCHID（兰花），TULIP（郁金香），DAFFODIL（黄水仙），AZALEA（映山红），POPPY（罂粟），GERBERA（非洲菊），BUTTERCUP（毛茛），DANDELION（蒲公英），SWEET WILLIAM（美洲石竹），AMARYLLIS（孤挺花），GARDENIA（栀子花），SNOWDROP（雪花莲），DAISY（雏菊），PANSY（三色堇花），CARNATION（康乃馨）

S U N F O D E R B U T T
E W F F A I G Y E B R E
R O L P D L P P R A C U
G L L I Z A O D N A D P
D A U T A A P E S G A R
I R C D L E I L I N E D
O O H I S N O L L I A S
L A I E W A R Y D W O N
U S S E T M A O R S Y C
Y H E E W A M P A N R A
A N T R I I A D P A N N
C I H F L L I S Y T I O

96—97 非语言推理

挑战1—奇怪的立方体

①容易
立方体 C。

②中等
立方体 C。

③难
立方体 D。

挑战2—视觉转型

视觉转换

①容易
B。复制圆圈和线，然后将连接两条线的圆圈涂成深紫色，在未连接任何线的圆圈内加一个"+"。

②中等
C。将图形左右翻转，然后将一个内圆移动到实心圆旁边的两条线的交点上，将另一个内圆水平移动到与半阴影圆距离最近的竖线上。

③难
C。每个三角形代表所在行或列中最近的 1 个正方形是深色的，每个圆圈代表 2 个正方形是深色的，每个星形代表 3 个正方形是深色的。

98—99 逻辑推理谜题

挑战1—数独

①容易

9	4	1	6	5	2	7	3	8
8	3	5	7	4	1	9	2	6
7	6	2	3	9	8	4	1	5
5	7	6	1	8	9	3	4	2
4	9	3	2	7	6	8	5	1
2	1	8	5	3	4	6	9	7
1	8	7	9	2	3	5	6	4
6	5	4	8	1	7	2	9	3
3	2	9	4	6	5	1	8	7

②中等

4	2	9	7	8	3	6	1	5
5	8	7	4	6	1	2	3	9
3	1	6	2	5	9	8	4	7
6	5	4	8	9	2	1	7	3
9	3	8	5	1	7	4	6	2
2	7	1	3	4	6	9	5	8
8	4	3	1	2	5	7	9	6
1	9	5	6	7	8	3	2	4
7	6	2	9	3	4	5	8	1

③难

5	6	4	3	1	9	8	7	2
8	9	1	5	2	7	6	4	3
7	3	2	4	6	8	5	1	9
6	1	3	8	5	2	7	9	4
9	7	8	1	3	4	2	5	6
2	4	5	7	9	6	3	8	1
4	2	6	9	8	5	1	3	7
1	5	7	2	4	3	9	6	8
3	8	9	6	7	1	4	2	5

挑战2—外数独

①容易

外部提示数字：

上：4 / 6；9 2 / 8 3 / 6 3；6 1 / 5 1 2 / 8

左：4、8、4、6 2、8 　右：5、1、3、5 6 9、1、4 9

下：3 4 / 6 / 1 2 / 1；4 5 / 5；8

8	3	4	9	6	1	2	7	5
5	2	9	7	8	3	6	1	4
7	6	1	2	5	4	3	9	8
6	1	8	5	9	2	4	3	7
4	2	3	1	7	8	9	6	5
9	7	5	4	3	6	8	2	1
1	4	9	3	2	7	8	5	6
2	5	6	8	4	9	7	1	3
3	8	7	6	1	5	9	2	4

②中 等

	5 4	6 2		4 3 1	2		2 1		7 5	
4	4	6	8	1	7	9	2	3	5	2 5
	1	2	3	4	5	6	9	8	7	8
7	5	9	7	3	2	8	1	4	6	1 6
	6	8	2	5	1	4	3	7	9	
	9	4	1	7	6	3	5	2	8	5
7 5	7	3	5	9	8	2	4	6	1	1 4 6
8	8	1	6	2	3	5	7	9	4	
	3	5	9	6	4	7	8	1	2	1 2
7 4	2	7	4	8	9	1	6	5	3	3 6
		1 7	9		9	1 5 7	7		4	

③难

	2	5	1	6 2	3		5	2	9 1	
	6	5	1	2	7	9	4	3	8	8
7 3 2	2	7	3	1	4	8	5	6	9	
	9	8	4	6	3	5	7	2	1	
3	3	4	7	5	1	2	8	9	6	6 8 9
2	5	2	8	4	9	6	3	1	7	
9	1	6	9	7	8	3	2	4	5	4
5	8	1	5	3	6	4	9	7	2	9
2	7	3	2	9	5	1	6	8	4	4 6 8
4	4	9	6	8	2	7	1	5	3	
	4 8	3 9		9	6	1 7			4	

100—101 创造性推理谜题

挑战1—几何裁剪

①容易

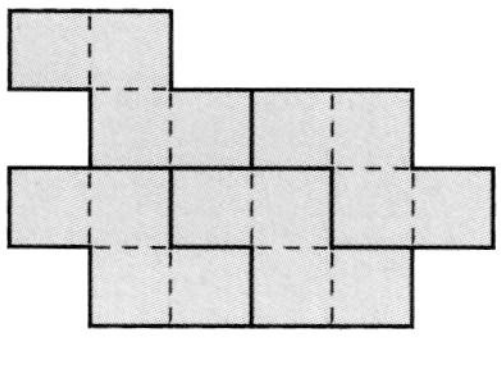

②中 等

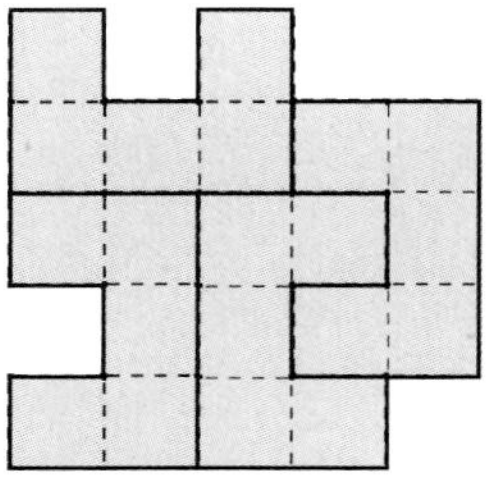

③难

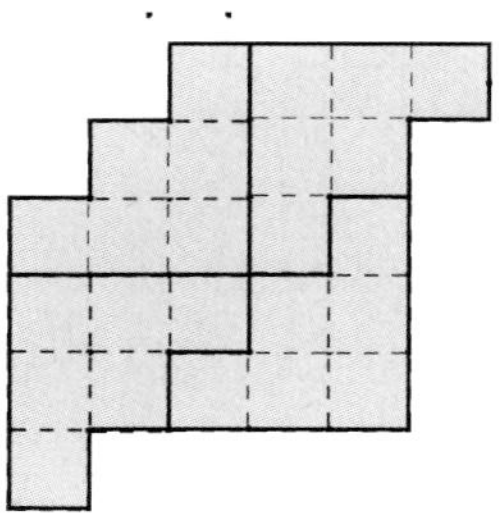

挑战2—蛇

①容 易

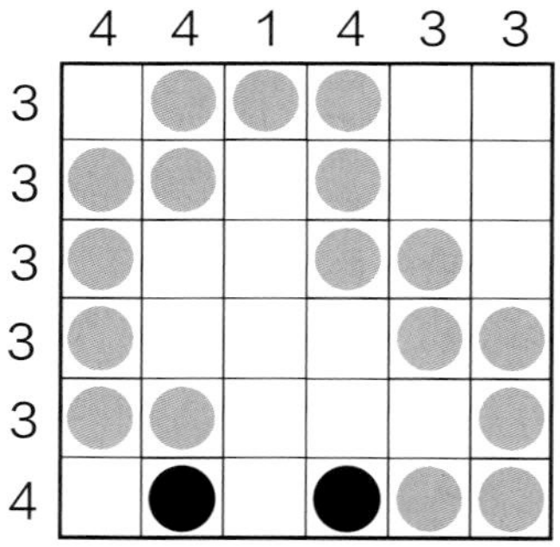

②中 等

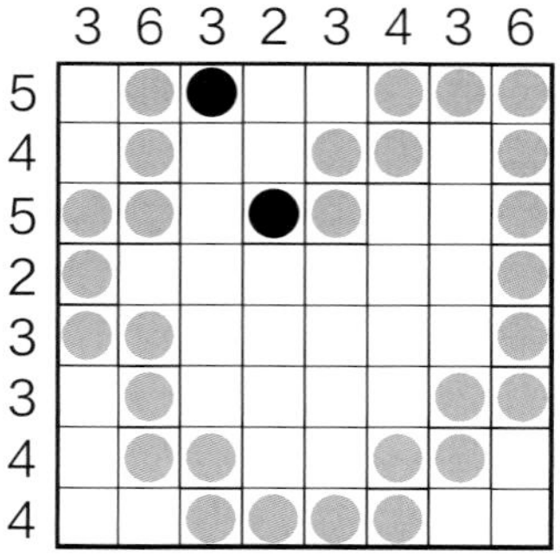

③难

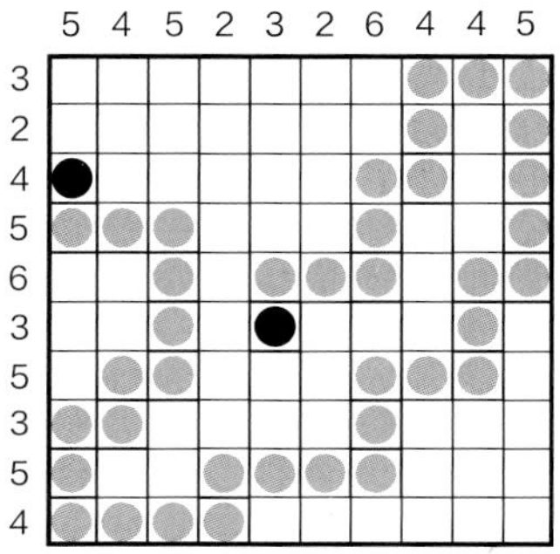

102—107 音乐

练习6—完美的音高

1 E　2 B　3 D
4 G　5 E　6 C
7 D　8 B　9 C
10 A　11 F　12 G
13 D　14 F　15 B
16 G　17 E　18 F
19 D　20 E　21 C
22 A

练习7—升号和降号

1 升 C　2 降 B
3 降 G　4 升 E
5 降 D　6 降 E
7 升 G

120—123 国际象棋

挑战1—兵

应该进兵到 B8，将它改变为后。

挑战2—象

白象总共可以走 7 个格子，能吃掉 F6 的黑车。

挑战3—马

可以跳过 F5 的黑车来吃 G5 的黑车。

挑战4—车

白车从 A2 开始，按顺序走到 A6，E6，E3，C3，C4。

挑战5—后

后可以安全地吃掉 D8 的象。

挑战6—王

1. 白王不能移动到一个安全的格子，但是 E4 的象可以吃掉黑车。

2. 白车可以移动到 D1 来阻挡黑后的将军。

挑战7—将军

· 如果白后走到 F7，则会将死黑王，因为此时白马保护着白后。

· 如果白后走到 B8，黑王则可以逃到 E7。

· 如果白后走到 D8，黑马则可以走到 E8 来阻挡她，但确实会导致将死。

148—151 观鸟

练习2—羽毛

A 棕榈林莺

B 黑喉绿林莺

C 黄腰林莺

D 黑枕威森莺

E 栗胁林莺

F 黄腹地莺

G 橙胸林莺

H 栗颊林莺

I 加拿大威森莺

170—177 学习新语言

练习2—数词

33

英 thirty three

西 treinta y tres

法 trente-trois

意 trentatré

德 dreiunddreißig

瑞 trettiotre

76

英 seventy six

西 setenta y seis

法 soixante-seize

意 settantasei

德 sechsundsiebzig

瑞 sjuttiosex

95

英 ninety five

西 noventa y cinco

法 quatre-vingtquinze

意 novantacinque

德 fünfundneunzig

瑞 nittiofem

121

英 one hundred and twenty one

西 ciento veintiuno

法 cent vingt-et-un

意 centoventuno

德 einhunderteinundzwanzig

瑞 etthundratjugoett

374

英 three hundred and seventy four

西 trescientos setenta y quattro

法 trois cent soixante-quatorze

意 trecentosettantaquattro

德 drehundertvierundsiebzig

瑞 trehundrasjuttiofyra

618

英 six hundred and eighteen

西 seiscientos diechiocho

法 six cent dix-huit

意 seicentodiciotto

德 sechshundertachtzehn

瑞 sexhundraarton

853

英 eight hundred and fifty three

西 ochocientos cinquenta y tres

法 huit cent cinquante trois

意 ottocentocinquantatré

德 achthundertdreiundfünfzig

瑞 åttohundrafemtiotre

1259

英 one thousand two hundred and fifty nine

西 mil doscientos cincuenta y nueve

法 mille deux cent cinquante-neuf

意 milleduecentocinquantanove

德 eintausendzweihundert-neunundfünfzig

瑞 ettusen tvåhundrafemtio nio

2763

英 two thousand seven hundred and sixty three

西 dos mil setecientos sesenta y tres

法 deux mille sept cent soixante-trois

意 duemilasettecento-sessantatré

德 zweitausendsieben-hundertdreiundsechszig

瑞 tvåtusensjuhundrasextiotre

致 谢

Dorling Kindersley would like to thank the following people for their assistance in preparing this book: Alan Gow, professor of psychology at The Ageing Lab at Herriot-Watt University, Edinburgh, Scotland, for his advice and assistance in developing the contents; Clare Joyce for design assistance, Gillian Northcott Liles for the index, and Richard Gilbert for proofreading.

DK India would like to thank Priyal Mote for assistance in illustration and Vagisha Pushp for assistance in picture research.

The publisher would like to thank the following for their kind permission to reproduce their photographs:

(Key: a-above; b-below/bottom; c-centre; f-far; l-left; r-right; t-top)

123RF.com: Davor Dopar 157br, Rawpixel 143br, Liubou Yasiukovich 64tc; Alamy Stock Photo: Tommaso Altamura 38br, Wu Kailiang133clb, Roman Lacheev 163bc, Dale O'Dell 166br, Tetra Images, LLC 163br, Westend61 GmbH / Zerocreatives 104br; Dorling Kindersley: NASA 155clb, Jake Spicer 118ca, 118ca (main image), 118cra, 118cr, 118crb, 118br, 119cla, 119ca, 119ca (step 5); Dreamstime.com: Atoss1 47cl (mint), Katarzyna Bialasiewicz 133c, John Bjerk 133crb, Blueringmedia 64cb, Blueringmedia 71bl, Blueringmedia 31clb, Blueringmedia 44cra, 44clb, Kong Xiang Chen 145br, Peter Cripps 124bl, Dim154 161cra, Peter Hermes Furian 59t, Eric Gevaert 47fclb, Richard Jemmett 118cl, Khunaspix 142cr, Kateryna Khyzhniak 123bl, Ilga Lasmane 47fcl, Macrovector 48cr, 71cr, 81cla, Macrovector 75crb, 184ca, Macrovector 43c (Medicine bottles), Macrovector 44cla, Macrovector 4tr, 48clb, 81cl, Macrovector 80cra, Macrovector 80crb, 80br, Macrovector 81cb, 178cb, Macrovector 83cr, Macrovector 178bc (Tv), Macrovector 178bc, Macrovector 178c, Sergiy1975 112cla, Kamil Sulun 99cr, Alena Valodzkina 47cl, Verdateo 106bc, Veruska1969 133fclb, Wirestock 137bl; Fotolia: Thomas Dobner / Dual Aspect 148crb; Getty Images: 10'000 Hours / DigitalVision 31tr, Luis Alvarez / DigitalVision 36ca, Thomas Barwick / DigitalVision 123br, Thomas Barwick / DigitalVision 156br, Thomas Barwick / Stone 169br, Boston Globe / Contributor 159ca, DigitalVision / Jon Feingersh Photography Inc 46cb, DigitalVision / MoMo Productions 6br, DigitalVision / The Good Brigade 6cr, E+ / katleho Seisa 175br, E+ / wilpunt 47clb, EyeEm / Phongthorn Hiranlikhit 47ca, Rana Faure / Corbis / VCG 119br, John Fedele 38clb, Halfpoint Images / Moment 34, David Jakle 6cl, Jetta Productions Inc / DigitalVision 141br, JGI / Jamie Grill 95tr, Jose Luis Pelaez Inc / DigitalVision 83cla, Mint Images RF 167tr, Kelvin Murray / Stone 81tr, Nico De Pasquale Photography / Moment 113tr, Photographer's Choice RF / Stuart Minzey 47clb (Star anise), Mike Raabe / The Image Bank 160br, Marc Romanelli 146bl, Christianto Soning / EyeEm 155bc, Stone / Thomas Barwick 6tl, 6tr, UpperCut Images 46fcrb; Getty Images / iStock: 4x6 156c, 156bc, 157c, 157cr, 157cb, 157crb, AIS60 129bl, DragonImages 42cra, E+ / lisegagne 6bl, E+ / Nikola Ilic 136tr, E+ / valentinrussanov 6bc, Sam Edwards / OJO Images 159c, FatCamera 159cra, Fstop123 151br, Kali9 / E+ 144cl, Tarik Kizilkaya 169bl, Klubovy 161br, Kohei_Hara / E+ 117bl, Olivier Laurent 105tr, Martinns / E+ 45bl, Terdpong Pangwong 68bl, PeopleImages / E+ 120crb, RgStudio / E+ 162br, Senya211 133cb, slavikbig 134br, SolidMaks 151cr, Stockbyte / Visage 6c, SurfUpVector 39ca, Thurtell 159tr, Tomwang112 35tl, Uthenism 31cla, Val_Th / Istock Editorial 106br, Tero Vesalainen 111br, Vgajic / E+ 128br, Vladimir Vladimirov / E+ 109tr, Warrengoldswain 131bl; Anderson Diego Lopes: 141bl; NASA: GSFC / Arizona State University 155crb; naturepl.com: Loic Poidevin 151tr; Science Photo Library: Eye Of Science 17br, Alfred Pasieka 22cb, Alfred Pasieka 22crb, Alain Pol, ISM 12bl; Shutterstock.com: Africa Studio 47cla, Jane Kelly 39crb, 82cb, McLittle Stock 126bc, Rawpixel.com 36br; Wellcome Collection: Dr Flavio Dell'Acqua 14

All other images © Dorling Kindersley
For further information see: www.dkimages.com